1971年以降の自分史からみた

五感健康法

岐阜大学名誉教授

岩田弘敏

発行　岐阜新聞社

はじめに

２００６年、岐阜新聞社からの依頼を受け、夕刊の「夕閑帳」というコラム欄の執筆を始めました。２０１２年にそのコラム数が２００編を超えましたので、岐阜新聞夕刊の購読者でない方々にもお目にかけようと思い、それまでの２２６編をひとまとめにして、『五感健康法あれこれ』を発行致しました。

その後も執筆が続き、２０１６年、当初から通算、４００編と区切りのよいコラム数となったところで、『五感健康法あれこれⅡ』を発行致しました。なおも引き続き、執筆が許されるのであれば、区切りのよい通算６００編まで執筆させていただき、『五感健康法あれこれⅢ』を発行して**五感健康法**関連の出版物の最終版にするつもりでおりました。

ところが、２０１７年以降、夕刊が休刊となり、コラム執筆も中断せざるを得なくなりました。そこで『五感健康法あれこれⅡ』発刊以降の７７編に、書き下ろし原稿２３編を加えて、計１００編にし、『五感健康法あれこれⅢ』として発行することを考えました。しかしながら、１００編だけの出版では物足らなく感じましたので、五感健康法誕生の発端となった初の海外渡航、１９７１年を起点に、それ以降、時系列的にみた、私の五感健康法に絡むエピソードを加えて、2018年に『五感健康法あれこれⅢ』を岐阜新聞社から発行しました。

最近、『五感健康法あれこれⅢ』に掲載しました自分史を読み返しながら、1996年発行の拙著『家庭と地域社会でできるぼけゼロ作戦』（岐阜新聞社）を眺めておりましたら、すでに、この時点で**五感健康法**という言葉を用いていたことに気づきました。2001年、岐阜県老人障害予防センターが設置されてから、翌2002年に発行しました『五感健康法のすすめ』をはじめ、『五感健康法を愉しむ』、『日常的・非日常的な五感健康法』、『介護予防のための五感健康法』（農文協）、『生涯現役で過ごすための五感健康法』と次々発行してきましたが、それらの目次に目を通しておりますと、『五感健康法あれこれⅢ』の中の「自分史からみた五感健康法」が、あまりにも舌足らずで、希薄に感じましたので、大幅に補足修正して、私の**五感健康法**に関連する出版物の、真の最終版にしたいと思うようになりました。

その際、『家庭と地域社会でできるぼけゼロ作戦』の書中から「家族で防ぐぼけ（認知症）」と「地域で防ぐぼけ（認知症）」の大部分を加え、また、私の五感健康法の処女作『五感健康法のすすめ』の書中から「脳のはたらき」、「健康の定義」など、ほぼ全文を再掲し、さらに、最近、得ました五感健康法に関する知見、とくに般若心経やマインドフルネスなどから得た知見も加えて、本書を出版することに致しました。

既発行の拙著から五感健康法の「健康法」そのもののすべてを、最終版らしく網羅すべきかとも考えましたが、詳細は既発行の拙著をご一読いただくことでご容赦願うことに致しました。この趣旨をご理解いただき、ご叱声、ご批判をいただきたく存じます。また、本書全般につきましてのご意見もいただければ幸甚です。

本書出版にあたり、岐阜新聞情報センター出版室の皆さん、平野順子さんには、終始、絶大なご支援とご助力をいただきましたことに、厚くお礼申し上げます。

２０２０年１月

岩田　弘敏

第3章 療法と予防法と健康法

プロローグ　五感からの情報を用いた健康法

最近、新聞、雑誌など、さまざまな媒体で「五感を通して」とか「五感で感ずる」とか「五感を働かせて」というように、**五感**という言葉が使われています。

自然界や人為的につくられた環境からの、ありとあらゆる情報の入り口は、眼、耳、舌、鼻、皮膚という五つの感覚器官です。そこで受けた感覚が**五感**、すなわち、視覚、聴覚、味覚、嗅覚、触覚です。この五感のうちの触覚には、触覚、圧覚、温覚、冷覚などの皮膚感覚の他に、振動、位置、運動、平衡などの深部（運動）感覚も含まれています。

すべての生活環境から五感で受けた情報は、その人自身の大脳の中で処理され（人によって感受性に違いはありますが）、心地よいと感じたり、苦痛を感じたりします。五感から環境情報を受けた瞬間、あるいは、その時点から引き続いて、心地よく感じる行為、ものごとであれば、脳は活性化し、生涯にわたりはつらつと生活していけるのではないでしょうか。快感を覚えるような、自然環境や人為的環境の作用を受けながら日常生活が送れるのであれば、こんな幸せなことはありません。そのような環境作用を日ごろ、受けながら実施する健康法を、**五感健康法**と称しています。このように健康法の前に、五感をつけて、五感健康法としてきた経緯を、初渡航しました1971年以降の自分史の中から関連する五感健康法の発想に作用したエピソードを挙げながら、縷々《るる》述べていきたいと思います。

第1章

五感に関連するエピソードあれこれ

第1節　1971年、初の海外で五感を刺激

1．初の渡独成就への経緯

私にとって初めての海外渡航は、1971年の渡独でした。「所変われば品変わる」ということわざがあります。これは、土地ごとに習慣や風俗、文化、言語が変わるという意味のようです。

私は19歳で、当時八名郡八名村中宇利（現愛知県新城市）の親元を離れて岐阜県の稲葉郡那加町（現各務原市）に来ました。その2年半後には岐阜市に移りました。27歳のとき結婚。すぐに公衆衛生の研修のため、単身上京し、1年間過ごしました。28歳のとき帰岐し、6か月後、今度は妻と飛騨の神岡町で半年間生活しました。35歳のとき家族ともども渡独して、1年間滞在しました。38歳で和歌山県立医科大学教授に就任。10年間和歌山県で家族と暮らし、48歳のとき岐阜に戻って今日に至っています。

このように若輩のころから居住地を転々とし、その都度、「所変われば品変わる」を実感してきました。それぞれ習慣、風俗、文化が異なります。ましてや外国になりますと、大きな変化があります。何よりも大きな違いは言語です。五感から受ける、あらゆる情報が、ドイツ語で入り、いずれも新鮮に感じ、国内での居住地の変更で受ける「品変わる」感とは比べようがないほど強

烈な「品変わる」感でした。五感をフルに働かせて得た情報は、物珍しく、感動的で、時に興味深く、快感を覚えることがありました。それが1971年のことです。

私は岐阜大学医学部では、公衆衛生学(主任は館 正知教授で、後に岐阜大学学長に就任)を専門としていましたが、なかんずく産業医学(産業保健学)、それも振動障害(白ろう病)の研究をライフワークとして過ごしました。当時、西ドイツで、振動に関する研究が最も活発に行われていたのは、マックス・プランク農業労働・農業技術研究所といわれていました。この研究所は、フランクフルトから急行列車でおよそ1時間、マインツからおよそ30分のところにある町、バード・クロイツナッハにありました。

その研究所の中には四つの研究グループがありました。その一つに、労働環境の人体への影響などの研究(人間-機械系)グループがあり、そこの主任研究者は、当時Privatdozent(後にProf.)であったDr. Heinrich Dupuisという先生でした。

日本では、当時の労働省管轄下に労働衛生研究所があり、物理学を専門としていました三輪俊輔先生が、労働衛生研究所における振動に関する研究分野を主宰していました。

私は、1963年、岐阜県立医科大学(現在の岐阜大学)大学院に入学し、同時に、当時の国立公衆衛生院の正規課程医学科1年コースで、岐阜県立医科大学大学院の1年間の単位互換ができることを条件に研修を受けました。その年度末の3か月間、公衆衛生院での院外自由研究に、前述の労働衛生研究所を選択し、職業病分野を主宰していた吉川博先生（私の兄弟子で、後に岐阜大学教授に就任）のもとで、産業中毒に関する実験の研修を受けることになりました。ちょうどそのとき、吉川先生が手掛け始めていた「有機亜燐酸化合物中毒」の動物実験を手伝いながらの研修でした。その研修をみっちり行った後、岐阜大学公衆衛生学の研究室に戻り、実験の不足分を補うための追加実験を加えて完了しました。早速、吉川先生の指導を得て論文にしました。その論文題名、著者、掲載誌は次の通りです。

有機亜燐酸化合物中毒の実験的研究、吉川 博 岩田弘敏、産業医学7（6）：357-365 1965

これは私の研究論文の第1号となりました。

振動に関する研究は、1964年、先の追加実験を終えた10月から3か月間の予定で、三井金属神岡鉱業所の「医師である衛生管理者」（現在の産業医）として、先輩の後を受けて出張した（交代要員がいないので延長して翌年3月まで滞在）ときからです。金属鉱山で発症したレイノー現象の補償問題から、既に事業所が調査していた「金属鉱山におけるさく岩夫の振動障害の自覚症状調査」を分析し、その結果をまとめて、日本産業衛生学会で発表したのが最初でした。その後、数年間、神岡に出掛け、鉱内気温の測定、さく岩機の振動測定、振動障害の年次健康診断、私が開発しました新規の健康診断などを行い、結果を日本産業衛生学会で、次々発表していきました。これらの研究が、私の医学博士の学位取得の単著、3論文となりました。その論文題名、掲載誌は左記の通りです。掲載誌は、労働衛生研究所発行の英文学術雑誌でした。

EFFECTS OF ROCK DRILLS ON OPERATORS

Part 1. Vibration of Rock Drills and Air Temperature at Pits. Ind. Health 6:28~36, 1968
Part 2. Survey and Examination on Raynaud's Phenomenon. Ind.Health 6:37~46, 1968
Part 3. Joint and Muscle Pain, and Deformity of Bone and Joint, Ind. Health 6:47~58, 1968

前述しました三輪先生とは、労働衛生研究所での動物実験期間中、しばしば研究所の廊下でお目にかかる機会はありましたが、後に日本産業衛生学会の「振動研究」のセッションでお会いし、振動測定に関しては厳しくアドバイスを受けていました。

三輪先生は、手持ち振動工具の規格に関連する研究業績では日本を代表する研究者でした。Dr. Dupuis とは、国際標準化機構（ＩＳＯ）の手腕振動規格検討委員会で、交流があり、その委員会の折に、私の留学の可能性について話し合いが行われたとのことです。

１９７０年の暮れ、マックス・プランク研究所のDr. Dupuisから私を受け入れてもよいとの書簡が入りました。１ドル３６０円のときで、月給がさほど高くない貧しい時期でしたが、留学は、またとないチャンスと思い、即、受諾しました。1971年9月から翌年8月までの1年間、客員教授として招聘されることになりました。実は、Dr. Dupuis と文通した経過の中で、研究所の親元のマックス・プランク財団から家族全員の滞在費並びに家族全員の復路航空運賃の支給、および家具付きの宿舎の利用許可など至れり尽くせりの待遇が受けられることになり、感謝、感激したものです。

しかし、私にとりましては、初めての海外渡航、初めての海外生活。二人の子どもの教育問題(当時、長女が幼稚園年長児で翌年の小学校入学の心配)などで不安がいっぱいでした。しかも、ドイツ語は、NHKテレビのドイツ語講座の視聴とドイツ人宣教師によるレッスンを少し受けた程度の語学力でした。ドイツ滞在について、財団から好条件を提示していただいた関係で、期待に背いてはいけないからそれに見合うだけのドイツ語力がなくてはいけない、と思いつつ、かなり緊張し焦りました。そこで、最低限度の語学力を身につけるために、旅行業者から紹介されたゲーテ語学研修所での8週間コースを受講することにしました。研修所は、ミュンヘン近郊のエバースベルグという小さな町にありました。1971年7月から単身で渡独、語学研修所に通い、同年9月から家族とバード・クロイツナッハで合流しました。

2．五感で感じたドイツなど欧州のイメージ

ドイツ到着早々、驚くことばかりでした。中でもミュンヘン近郊の南ドイツでは、挨拶が「グーテン・モルゲン」、「グーテン・ターク」ではなく、常に「グリュース・ゴット」であることに戸惑いました。飲料水が硬水であることを知らず、到着初日のホテルで水道水を飲んで、激しい下痢に襲われたことや、研修の休講日、ミュンヘンの酒場で、ビールとヴァイス・ブルスト（白いソーセージ）を口にして油脂の強さで嘔気をもよおしたこと、研修所の所外研修での研修小旅行で絶景に遭遇し感動したこと（NHKテレビのドイツ語講座で見た映像と同じ景観）、また、かつて満州のドイツ領事館に勤務していたというエバースベルグ在住の老夫婦から日本人研修者が毎週末招待され歓談したことなど、五感を通して、新しい情報が次々と入り、パニック状態になっておりました。

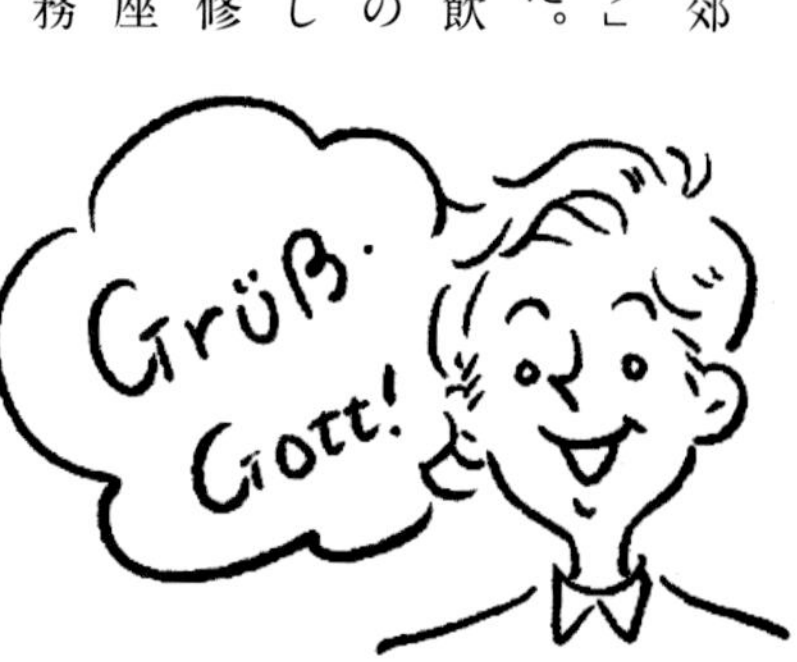

エバースベルグから離れたバード・クロイツナッハという町は、ライン河に注ぐ支流、ナーエ川に沿った、人口5万人程度の風光明媚な町でした。リウマチなどの慢性疾患をもつ人々の療養

地としても有名で、たいへんのどかな温泉町でした。ライン川にそそぐナーエ川が流れ、西ドイツの中では比較的温暖な地であるだけに、ブドウの産地の一つに挙げられていました。

ナーエ川岸近くにクアハウスがありました。そこは第2次世界大戦後、初のアデナワー大統領とドゴール大統領との独仏首脳会談が行われた建物で、地元の人々には有名な場所でした。クアハウスの外壁面に、歴史的会談が行われたという記念プレートが掲げてありました。また、街内のナーエ川には数本の橋が架かっていますが、このうちの一つは、数軒の店舗が橋上にある、風変わりな橋で、これも町の名所となっていました。その他、三十年戦争の傷跡の残った建物が幾つかあり、保存されていました。

ナーエ川左岸側は、なだらかな丘陵になっており、一面、黄緑に染まったぶどう畑が広がっていました。ナーエ川にはボートやヨットが浮かんでいました。右岸には、先ほどのクアハウスがあり、その上流一帯は広大な敷地の公園（現在の岐阜県可児市にある花フェスタ記念公園に類似）でした。クアハウス傍らの公園入場門を通り抜けると、赤、白、黄が目立つチューリップの庭園、白いベンチを前にした野外演奏用の音楽堂があり、さらに進むと、ドーム型の飲泉館、塩水噴霧を受ける休憩広場、緑に囲まれた鉱泉プール、さらに奥にはサリーネという巨大な健康装置（かつての製塩所で、現在は塩水噴霧でマイナスイオンが浴びられる高架柵）が公園と奥のスポーツ広場とを区切るように長蛇状に続いていました。公園周辺には、いくつかのリウマチ治療クリニック、大小さまざまなホテルやレストラン、土産物店などがありました。景観、花の匂い、音楽堂からの吹奏楽、塩水噴霧など五感に快適な刺激を与えてくれる健康保養地でした。高齢者などの観光客・湯治客が集まりやすくなっているようでした。また、ボート、ヨットが浮かんでいる、青少年たちの運動施設、レクリエーション広場でもありました。滞在中、休日には家族と一緒に、大勢の観光客、湯治客に交じって、その保養地界隈、土産物店を散策したものです。これらのことが、後に五感健康法を発想させるきっかけとなりました。

蛇足ですが、滞在中、娘が高熱を出したとき、モダンな小児科の大病院で診察を受けたことがあります。病院長は、たまたま娘たちが通っていた幼稚園の園医もしており、一度だけですが幼稚園でその先生の衛生講話を聞いていたので面識があり、おかげでスムーズに対応していただけました。処方は、東洋医学的というのか、自然療法的というのか、レモン湯を飲ませ、塩をまぶした乾ビスケットを食べさせ、寝かせておけば翌朝には治る、というものでした。確かに翌朝には回復しました。また、町のあちこちの薬局の店頭には漢方飴が販売されていたのには驚かされました。ドイツは、今日、認知症予防にイチョウの葉が有効といっている国ですから、漢方医学がかなり以前から導入されていたものと思われます。また、郊外のあちこちに緑豊かな森がありましたが、そこで森林浴が行われていました。

滞在中、季節の節目に休暇があり、家族と合流した9月のある週末、ビンゲンからコブレンツまでライン下りをし、ローレライの奇岩を眺めました。クリスマスの休暇には、実家が西ベルリンにあるという研究所員の誘いで、西ベルリンに同行して数日過ごしました。その折、カラヤンが指揮するベルリンフィルのコンサートや子ども向けの「赤ずきんちゃん」劇を鑑賞できました。

1972年春、1週間の休暇でウイーン（ヨハン・シュトラウス像）、ローマ（サンピエトロ大聖堂、コロッセオ、トレビの泉、古代ローマ遺跡など）、ミラノ（ドゥオーモ大聖堂、サンタ・マリア・デッレ・グラツィエ教会のダビンチ「最後の晩餐」など）の諸都市を列車で巡りました。

航空運賃にディスカウント制度があることを知らされずノーマル運賃で東京・フランクフルト往復切符を購入しましたので、フランクフルトを起点に欧州諸都市の周遊ができることから帰国寸前の10日間ほどで、パリ（エッフェル塔、ノートルダム大聖堂、ヴェルサイユ宮殿など）、ロンドン（ビッグベン、ウェストミンスター寺院、バッキンガム宮殿・衛兵交代、トラファルガー広場など）、ブリュッセル（グランプラス、小便小僧像）、コペンハーゲン（宮殿前の衛兵交代、人魚姫像）、ストックホルム（街中散策、広い道路内にある公園）、アムステルダム（中央駅から観光船、オランダ風車、ゴーダチーズ）などを巡りました。以上の各都市名の後の（）内には、それぞれの都市で眼にした建造物、銅像などを記しました。その他、週末に、ルクセンブルク、ハンブルク、ケルン、デュッセルドルフ、アーヘンなどにも出かけました。それぞれの都市で「所変われば品変わる」を実感しました。

3．振動の研究について

もちろん、西ドイツには、物見遊山に行ったわけではありません。本来の目的は、マックス・プランク研究所で、日本ではできない振動に関するユニークな研究をするためでした。ここで、私が研究所で行いました振動研究などの一端を述べておきます。

この研究所の研究分野の一つ、人間・機械系の研究グループでは、トラクターによる全身振動の影響を中心に、各種乗り物の振動と、その影響である自覚的・他覚的所見の評価を実験的に行っていました。農業界での乗り物の座席の振動検定はこの研究所で、すべて行われており、その検定なしには座席の製品化ができない仕組みになっていました。

現場での振動をデータレコーダーにおさめ、実験室で再現して心拍数、筋電図など生理的検査との関係も研究しておりました。

私の共同研究の目的は、救急車、寝台車などで、生体（患者）が横・仰臥位になっている場合の振動に対する生理的影響をみることでした。これは、研究所にとって初めての試みでありましたが、不幸にして、模擬寝台の装置が、1972年の9月ごろまで設置できなくなり、初期の研究目的を変更せざるを得なくなりました。たまたま、私が渡独した前年、1970年10月ごろ、西ドイツのチェンソーメーカーが、チェンソーの新製品を世に出すに当たり、振動の生体への影響に関しての基礎的データを求めて、当研究所に研究依頼してきていたようです。手腕系の振動研究は、研究所では未知の分野でしたが、私のためには好都合ということで、手腕系の振動について検討を始めることになりました。企業側が独自に多くの文献を集めよく検討した上で、依頼してきましたのは、「ISOが提案している手持ち振動工具の仮の許容基準がありますが、西ドイツとしての基準をつくる研究をしてほしい」との要望であったようです。

そこで、研究所内にある垂直・水平の複合振動軸をもつ振動台から水平方向のシリンダーを外して、水平方向の振動ハンドルを作成し、それに基づいて、一定測定条件下で、1、2の生理的反応を実験的に実証しようとしたのは、1972年に入ってからで、私の滞在期限の関係で、時間的に窮屈になり、かなり焦りました。

その実験を始める前年の暮れごろ、先のチェンソー製造メーカーが、収集した振動障害に関する研究論文から、北欧の研究者の総説論文を独訳するように依頼されました。ついでに、日本の振動障害に関する見解も加えて振動障害の総説を書いてみたらどうかとのアドバイスを得ました。独訳には相当に苦労しながら時間を費やして書き上げました。正しいドイツ語に修正、添削していただき、「労働医学、社会医学、予防医学」というドイツの広報誌的雑誌に投稿していただきました。論文題名、著者名、掲載誌は、次の通りです。

Bei Hand-Arm-Schwingungen auftretende Erkrankungen, H. Iwata, H.Dupuis, J.L.Freund und E.Hartung, Arbeitmedizin Sozialmedizin Präventivmedizin 8(12):295~296, 1973

他にも、日本人の日本語論文（農業関係）、1、2編も独訳するように依頼されました。独訳には語学力の不足で、随分、苦労しました。

いよいよ、私が神岡鉱業所で取り組みましたレッグ式さく岩機に模したハンドルを用いて、水平方向（単軸）に生ずる、周波数ごとの、ある一定の振動加速度が、手首、肘、肩の各部位に、ハンドルを握力100％としての75％、50％、25％、0％の力で握ったとき、それぞれ、どの周波数で振動加速度が最大になるのか、つまり共振周波数は幾つかを測定しました。全く同様の条件で、上腕二頭筋に表面電極を貼り、どの周波数で筋の活動電位が最大になるかを測定しました。10人以上の被験者は私自身が個別に交渉、依頼するように言われ、個々の交渉に戸惑い、大変に苦労しました。実験終了後の被験者への謝礼には、浮世絵の風呂敷を贈呈しようと岐阜の親元に注文しましたが、送られてきたのは、単なる絵柄付きの風呂敷でした。それでも喜んでもらいましたので、ホッとしましたが、お世辞であったかもしれません。その実験成果は、ドイツ語で論文にして、指導していただいたDr.Dupuisと数回、原稿を往復して、ようやく投稿可能となりまして、投稿をお願いして帰国しました。掲載されました論文題名、著者名、掲載誌は次の通りです。

Übertragung von horizontalen Sinusschwingungen auf die oberen Extremitäten bei Halbpronationsstellung und Reaktion des M.biceps. H.Iwata, H.Dupuis, und E.Hartung, Int. Arch. Arbeitsmed. 30:313~328, 1972

これら2編のドイツ語論文は、いずれも私が筆頭者で、帰国翌年の1973年に掲載されました。後者は、ISO振動のドラフトに長年、参考論文として紹介されていました。おそらくDr.DupuisがISO委員会委員でしたので、そこで紹介してくれたのでしょう。いずれにしろ、手腕系振動の許容基準作成に少しは貢献できたのではと自負しています。

第2節　和歌山県立医科大学に赴任して

1．教授としての初仕事

ドイツから帰国後の1974年10月、和歌山県立医科大学公衆衛生学教室の主任教授に就任しました。弱冠38歳のときでした。就任が10月からでは年度途中でしたので、ドイツ渡航中の空白期間の穴埋めも含めて、岐阜大学での助教授としての任務の残務整理をしておかなくてはならず、焦燥感に陥っていました。そこで、12月までは教授会開催日と講義日を含む週1泊2日程度の変則的勤務の許可をいただき、それに沿い出勤し、教授会に出席、講義をしました。また、公舎がないようでしたので、和歌山市内での転居先を翌年1月までに決定しなくてはならず、和歌山でのわずかな空き時間を利用して必死に探し回りました。当時小学3年生と1年生であった娘たちが、3学期から編入できる小学校校区を決めなくてはならなかったからです。決まれば、次に小学校への編入学手続きをし、並行して家族全員の引っ越し準備などをしなくてはなりませんでした。やっと私たち家族全員が転居できたのは、子どもたちの編入できる小学校の3学期始業直前の、翌年1月6日でした。

このような多忙な暮れに、1週間ほど、熊野本宮大社で有名な本宮町への出張を和歌山県立医科大学から依頼されました。

本宮町への出張目的は、町の林業労働者の振動障害の健診でした。和歌山県は紀(木)の国といわれるように林業の盛んな県です。当時、和歌山県議会では林業労働者の振動障害問題が大きく取り上げられていました。そこで、当時の本宮町を和歌山県の地域保健活動のモデル地域として設定し、地域住民である山林労働者の振動障害に対する予防活動の一環として集団健診が企画されたのでした。和歌山県立医科大学衛生学教室の主任教授である武田真太郎先生を中心に、私が主任となる公衆衛生学教室と共同で、両教室のスタッフ全員、それに両教室の基礎配属の医学生10人ほど、総勢20人以上の大健診班が編成されました。本宮町の湯ヶ峰温泉で有名な旅館「あづまや」に連泊することになっていました。その旅館は、後に知己となりました和歌山県医師会の、当時の産業医担当理事であった玉置英夫先生の実家でした。

振動障害をライフワークとしてきた私には、公衆衛生学教授着任早々の初仕事となりました。

本宮町の全山林労働者約450人のうち受診してくれた労働者はわずか81人にすぎませんでした。受診者は事前に自覚症状などアンケート調査の結果、健診を受けたほうがよさそうだと町役場の職員が判断した人たちに絞られていましたので、分母が小さくなり、健診結果、82・7%と極めて高い有所見率となりました。450人を分母にすれば、14・8%で、当時としては妥当な有所見率とみなせました。

翌年1月（転居直後）、早速、前述の武田教授のお世話で、教授就任の挨拶回りがてらに県内の保健所を行脚しました。その際、各保健所に、管轄下の市役所・町村役場の産業課や住民課などの担当者に集まっていただき、山林労働者の振動障害に関する実態調査を依頼しました。当時、このような民間林業での調査は、岐阜県でも実施できず、この種の調査は全国の中でも初めてのことといわれました。

その調査の分析結果を踏まえて、1979年、和歌山県、県医師会、県病院協会、当時の和歌山労働基準局の関係者と協議して、振動障害のための全県的な健診体制、また同時に振動障害の治療に関して、和歌山労災病院と白浜温泉病院を拠点に臨床医による振動障害認定患者の治療体制を樹立しました。この仕組みは、当時、全国でも珍しい画期的、かつ先進的なものと評価されました。

なお、公衆衛生学教室としましては、本宮町での健診を契機に、県内市町村、保健所、監督署、森林組合などの協力のもとに、全県的に振動障害の健診を行って、簡単な健診管理カードを作成し、継続管理していきました。私自身も健診そのものにかなり従事しました。

和歌山県立医科大学公衆衛生学教室にありました健診管理カードは、私の後任の橋本勉教授により、そのまま引き継ぎ、記録、保管されていました。私の和歌山県立医科大学退職当時、公衆衛生学教室講師から、中央労働災害防止協会・労働衛生検査センターの検査開発室長となっていた、現和歌山県立医科大学学長の宮下和久氏が、１９９６年、衛生学教室の武田教授の後任教授として就任した時点から今日まで、この健診管理カードのすべてが衛生学教室に移管されていたようです。長きにわたり、継続、保管されていたことを知って、感動し、敬意を表するとともに、心から感謝しています。

2. 保健所長として奮闘記

１９７１年以降の自分史、とりわけ和歌山における自分史を記述する上で、触れないわけにはいかないほど大きな出来事がありました。それは私自身が兼務ながら県立保健所長に就任したことです。しかも就任早々、管内に発生したコレラ流行に直面し、大パニックに遭遇したことです。コレラ流行時の憤懣《ふんまん》やるかたないころのエピソードなど防疫奮闘記を、7年後の１９８４年、かなり穏やかな気持ちになって執筆しましたのが『有田市における「コレラ防疫秘話」』（和歌山県立医科大学公衆衛生学教室発行、１９８４年）です。

五感健康法とは直接関係ありませんが、前述の拙著にある「保健所長拝命」と「終息」の2項だけ、全文を再掲します。

「保健所長拝命」

私は１９７7年6月15日の時点、湯浅保健所長であった。6月1日付をもって、和歌山県立医科大学教授のかたわら、「湯浅保健所長の兼務を命ずる」との辞令を知事から受け取っていた。何年かたった今日でも、当時、コレラが発生したことを知って、それを処理するために保健所長を兼務したのではなかったのかという人がいる。5月下旬の教授会で、急いで兼務の了承をえているので、県はその時点から、すでにコレラを予測していたのであろうと臆測されていたのである。余りにも、所長兼務の承認時期、就任時期など、日程がコレラ発生と符合しすぎていたのである。この点、新聞記者連中には指摘されたことである。私自身も不思議に思うくらい奇跡的に直面した災害であった。時は丁度、私は昔からいわれている厄年に当たる年であった。

私には、和歌山県は殆ど馴染みがなく、正式にいえば、1974年10月1日、和歌山県立医科大学に赴任したのが初めてで、生活の本拠は翌1975年1月6日に和歌山に移したばかりであった。私は和歌山県にとっては新参者であり、よそ者でもあった。私が和歌山と何らかのつながりをもっていたとすれば、その数年前から、共通学会などを通じて、衛生学教室の武田真太郎教授を知っていたぐらいのものである。

実は、1977年5月22日、日本公衆衛生学会近畿地方会が、地元和歌山で開催されることになっていたことで、その準備のため、その年の始めから、衛生部の関係職員たちとの接触が随分多く持たれていた。この学会を引き受けたことを契機に和歌山県公衆衛生学会を開催することになって、今年（1984年）で第7回になっていた。その近畿地方会準備のための会議の折、現在の保健所活動の不活発さをうれいた声が多く、この地方会の特別講演には、是非とも誰か有名な人を招いて、保健所活動に喝を入れてもらおうという意見に衆議一致していた。この講演者を誰にしようかというのが、この会議の最大の焦点であったようなものである。従来から、この地方会は近畿府県の輪番制で開催されているが、今回、それが和歌山に巡ってきたのであって、特別講演は、いつの回でも全国的に有名な人を招いてする習わしがあるらしく、一、二、東京の有名な先生たちの名をあげたりしていた。話をつめていくに従い、無名でもよいではないか、地元のものではどうかという話がでてきて、どうしたはずみか、その役目が私に巡ってきたのであった。文字通り不承不承、その役目を引き受けてしまい、四苦八苦の末、「公衆衛生活動と公衆衛生教育」（より明るく働きがいのある保健所をめざして）という、今日（1984年）的言葉でいえば、市町村保健センター構想に近い、大変おこがましい題で、当時の沈滞している保健所活動を批判しながら講演することにしたのである。この講演を引き受けた時点から、再三再四、保健所の話が出、しかも保健所長を兼務してくれないかという話が、私の耳に入ってきていた。四月頃からだったと思う。「とくに問題が無ければ、週一回ぐらい保健所に顔を出す程度でも構わないから、引き受けてくれないか」と、二、三の衛生部幹部からくどかれていた。衛生学の武田教授も「短い期間でも兼務しておけば和歌山県の公衆衛生も多少変わるかもしれないので、引き受けてはどうか」と盛んにすすめてくれた。内心、1年くらいなら引き受けてもよいかなとは思っていた。私は岐阜大学の出身であるが、私の何人かの先輩、後輩が保健所長をやっている。「大学の人間は現場のことを知らずに、保健所の公衆衛生活動を批判だけはするが、理論ばかりで、けしからん、もっと現場の実情をみなくてはいけない」という声を、岐阜大学在職当時からよく耳にしていた。そんな手前、一度ぐらい、保健所長を引き受けて、何でもよいから経験しておいても無駄ではなかろうという好奇心はもっていた。自分が引き受けた保健所を教育保健所にしてみようという夢もあった。ここ1～2年、医科大学の学生には保健所実習を中止していた。学生たちが、保健所へ実習、見学に出掛けて帰ってくると、きまって、二度と保健所へは行きたくないという悲観的言葉が戻ってきていたからである。そんなわけで、自分の手で理想的な実習をしてやろうと意気込んでいたものである。しかし、内心、いささか決断しかねていたのは、指定の保健所と医科大学との距離が少々遠いためで、できれば医科大学から近い保健所を願っていた。

私のライフワークは振動障害(私は、『振動症候群』という小冊を出版したが、一般的には「振動障害」がよく使用されている職業病名である)に関する研究である。したがって、私どもの教室は、秋口から冬にかけて、振動障害に関する健康診断のために、和歌山県の山間部を巡回することが多い。私は通常でも、かなり雑用があって多忙な方である。だから、保健所長を引き受けてもよいが、引き受けた以上、できるだけ医科大学に近く、緊急時には容易に保健所と往来ができるところを希望していたのであった。

5月22日の学会講演を無事終了させた夕刻、衛生部長ら衛生部幹部に講演の慰労をしてもらっている最中、執拗に保健所長兼務をせめたてられた。それも当時の湯浅保健所長が、1年ほど前から病にあって辞表を提出してきているので、何とか、そこの保健所長を引き受けてもらえないかというものであった。少々大学から遠いけど、別の保健所長を移動させるわけにもいかないというので、仕方なく1年を目どにその保健所長兼務を承諾してしまった。酒のせいもあった。早速、医科大学長と衛生部長との話し合いがもたれ、5月24日の教授会で兼務が承認されてしまったのである。

6月1日付をもって、「湯浅保健所長兼務を命ずる。但し、無給とする」という辞令を6月2日、知事から受領した。講義とか雑用があって、6月6日に保健所に初出勤した。1年間、月曜日と金曜日に出勤することにした。

私は6月6日に、有田郡、有田市の主だった機関に挨拶巡りをしている。有田市、なかでもコレラ発生の中心地となったM町にも足を踏み入れていた。その時には、コレラのうわさ、あやしげな下痢症状の話など全く耳にしていなかった。したがって、保健所長を引き受けたのは、作為的でも何でもなく、唯、タイミングがあまりにもよくあいすぎていたということであり、だいいち、私は感染症が嫌いなのだから、コレラと聞いただけでも尻込みして、保健所へなど、とてもいく気になれなかったはずである。私は保健所長兼務の第一声で「伝染病だけは、この管内に絶対に発生させないように全職員、気を付けてほしい」というような訓辞をしている。挨拶巡りの車中でも保健所次長にこのことを繰り返していた。それは、私が感染症に対し、異常なまでのコンプレックス(学生時代、微生物学だけ試験に二度も不合格を受けた)をもっていたからである。しかし、現実には、教育保健所造りの夢どころか、最も嫌いな感染症、それどころか全国を揺るがした、あの恐怖のコレラに遭遇し、それに完全に振り回されていったのである。

「終息」

6月15日以来、私にとっては実質、6月11日（重篤な食中毒発生との届け出があった日）以来、このコレラ騒動に翻弄されてきたが、7月11日、ついに入院患者がゼロとなり、名実ともにコレラ禍は終息した。これもつかの間、8月には（御坊保健所管内の）由良町で患者が発生し、その患者が有田市と関係があったことから再びコレラ問題に終始した。そして、以降、東南アジアからの帰国者の情報が入るたびに冷や汗をかきつづけ、コレラ菌が越冬するかいなかの問題が生じ、1978年、再び有田市全市民の洗いなおしを実施するはめとなった。私のコレラ終息は、湯浅保健所長兼務がはずれるまで続いたことになる。

日本語に本音とたてまえという言葉がある。矛盾する言葉である。行政に2年間、首をつっこんでみると、この二面性がたくみに使えないと良い行政官になれないように感じてもきた。視野が広くなればなるほど、対応の相手が増し、たてまえ論が多く出てくる。しかし、実際には実施不可能という本音が生まれてくる。理論と実践という言葉も同じことを意味するようである。上下水道の整備は重要である。伝染病防止上、必要最小限の対応である。しかし、経済的にできない。また、設置場所などで県民、市民の賛成がえられないという矛盾点がある。一方、コレラなんか検疫伝染病からはずしてもよいほど日常茶飯事の疾病である。症状も軽い、おそれるに値しない。ところが、有田市にコレラが流行すると、有田市からの通勤者がしめ出される。観光バスは窓を閉ざして通過する。和歌山からの荷受けが拒否される、というようなわけである。どうやらたてまえ論だけで防疫活動はできないらしい。人は生きているのである。活動しているのである。ときには本音もききとどけなくてはならない。むずかしいものである。

結局は、公衆衛生思想の向上をはからなくてはいけないが、ややもすると、これを間違った方向に扇動する報道者や識者もいる。また、ある方向に決定すると、その事件に直接関与しなかった第三者がどうどうと批判することもある、困ったことであるが、これも世の常かもしれない。

終息ということは、大部分のものには終わりかもしれない、しかし、立場をかえるとはじまりでもある、コレラ終息は一つの節目ではあったし、私の人生にも大きな節目を作った事件ではあった。私自身の考え方を変えた事件だったかも知れない。長い長い1977年6月15日の1日を今も忘れることはできない。その時の雑音、喧噪もまだ耳に残って離れない。その後の批判の数々も耳に残っている。誤った情報、誤った理解、無理な注文、中傷、怒声、罵声……どれを思い出しても愉快なことはない。不愉快になることばかりである。「人間を大きくしたのだ」と慰めてくれた人もいたが、「無駄な時間を過ごしたものだ」と言ってくれた人もいた。
しかし、私は人の絆を作ってくれたことに喜びを感じたい、人間関係ができたことである。それは当時、市民と直接接触する立場にあった県職員から成る現地対策本部の面々である。

五感健康法とは、何の関係もないことを、掲載しましたが、コレラ流行では、ある一人の患者から、100人に近い患者、保菌者を生んだ感染経路を掘り下げていきますと、かなり五感を働かせなくてはいけないと感じました。さまざまな環境ルートをみるには五感は極めて重要なことです。産業保健活動の中に、職場巡視ということがありますが、これも五感を働かさなくてはならないのです。五感は脳（記憶、判断）と密接に繋がっているからです。

3．短期海外研修と欧州諸都市訪問

先のドイツ滞在から帰国してちょうど10年後の1982年、和歌山県立医科大学附属図書館長としての任期が満了した年度ですが、大学の制度「短期海外研修」（3か月）での出張願いを提出していたところ、それが即、許可されました。長女が高校入学、次女が中学2年となる新年度が始まる前の春休みを利用し、私の研修前の1週間、家族4人で欧州の諸都市（パリ、マドリッド、トレド、バルセロナ、ジュネーブ、マインツ、バード・クロイツナッハ）を小旅行して、私は、そのままバード・クロイツナッハに残り、３か月間の短期海外研修を行うことを企画しました。

振動の国際学会で知り合った英国のProf. Tailorのもとで研修をしようともくろんでいましたが、先生が大学を退職するので、他の大学、もしくはドイツのProf. Dupuisのところで研修したらどうか、との返信があり、それなら交渉しやすいドイツにしようと短期研修先を決めたのでした。出発直前、附属図書館長に再選されてしまいましたが、教授会の配慮で予定通り、６月までドイツに出張することができました。

今回は和歌山県側の経費での研修滞在でしたので、ドイツでは自由に過ごすことができました。宿舎は、あらかじめ交渉していてくれました旧研究所研究者宅でのホームステイでした。10年前、近くの公舎に住んでおり、私たち家族を、バッファラッハ（野生動物が多くいる森林地）へ数回ドライブに誘ってくれた老研究者夫婦が町の住宅街に新築転居していました。ところが数年前、この老研究者が亡くなり、奥さんが一人暮らしをしていましたので、そこに、ホームステイすることになったわけです。家族との欧州小旅行の最終日はバード・クロイツナッハを訪ねましたが、宿泊予約ホテルをキャンセルして家族全員、その研究者宅に宿泊させていただくことになりました。そのおかげで、妻は、私の滞在先が確かめられたと、安心して帰国したようです。研究者の奥さんはほとんど旅行に出掛けていましたので、私は留守番人でした。後述しますが、私も彼女に負けじと、休日にはユーレイルパスをフルに活用して、欧州の諸都市を巡っていました。

バード・クロイツナッハは10年ぶりでした。この間に、マックス・プランク農業労働・農業技術研究所は閉所されており、所内の人間－機械系（振動研究）部門だけが、マインツのヨハネス・グーテンベルク大学労働・社会医学講座に併合され、バード・クロイツナッハの旧研究所にはマインツ大学講座の別室として残っておりました。振動に関する実験は従来通り、ここで実施されているようでした。私は、そのバード・クロイツナッハの研究室で研修することになりましたが、この期間、実験の計画はまったくなく、Prof. Dupuisらの、マインツ大学での講義や会議、図書館利用など、週1日のマインツ出勤日に随行しておりました。あとは研究室で、文献を読む程度でした。時々、企業や研究所に出張する機会があるとき、そこに随行して見学、視察をしておりました。私に与えられました研修に際しての義務は、マインツ大学の研究室で振動に関する講義を1回だけすることでした。ドイツ語をほとんど忘れていましたので、この準備には相当な時間を費やしました。

休日には、ドイツ以外では、ザルツブルク、ルクセンブルク、ブリュッセル、アムステルダム、ベネチア、ミラノ、ニース、ベルン、ルッツェルン、コペンハーゲン、ストックホルム、ヘルシンキ（フィンランドの振動障害研究者との交流）などの諸都市を、それぞれ滞在わずか1、2日ほどでしたが訪問しました。パリにはバード・クロイツナッハから簡単に列車で行けましたので、1泊2日で、2、3回週末に出掛けました。

ドイツ国内で印象深かったのは、4月24日の日曜日、日本人に大変人気のあるフュッセンのノイシュヴァンシュタイン城を見学したことです。4月下旬というのに雪の降る寒い日でした。薄化粧した城は、幻想的でした。ディズニーランドがまねた城だけあって、見事な建物、絢爛豪華な装飾を施した城内でした。後に述べます岐阜県の南飛騨国際健康保養地のランドマークとして、保養地予定の山奥に、ノイシュヴァンシュタイン城を模したホテルもしくはレストランを建設してはいかがかと提案したことがあります。

ドイツでは他に、ハイデルベルク、ボン、デュッセルドルフなど、わずかな時間の訪問滞在でしたが、町の景観はそれぞれ特長があり、魅力的でした。

研究室の研究員とは、バーデンバーデンにも出掛けましたが、有名な温泉施設の見学でなく、チェンソー製造工場の視察でした。

地元のバード・クロイツナッハでは温泉施設、リハビリ施設などの視察をさせていただきました。日本の温泉、リハビリとは異なり、開放的で明るく、人々が楽しそうに療養している光景を見て、羨ましく感じました。

バード・クロイツナッハの健康保養地では、リウマチのリハビリのための温泉療法が盛んに行われていましたが、私は、振動障害の治療のためではなく、予防に利用できないかという視点で、視察、見学しておりました。

ドイツには温泉療法の他に、クナイプ自然療法というものがあります。これは、後に知人から紹介されて知った療法ですが、温泉ではなく温水と冷水の強烈シャワーを交互に患部に噴射する療法で、自然療法ともいっています。

4. 振動障害に温泉療法

臨床医学には疎遠な私ではありましたが、白浜で開催された第48回日本温泉気候物理医学会（1983年、学会長は白浜温泉病院の冨士正夫院長）におけるシンポジウム「振動障害の診断と治療」のうち、「公衆衛生の立場から」の二人目のシンポジストとして「主として健康管理についてて」の報告を冨士院長から依頼されました。そのとき、岐阜の下呂温泉病院の加藤正夫院長とも久しぶりにお会いしました。岐阜では、私は関与していませんでしたが、加藤院長は、営林署の伐採夫の健診、治療をしているとのことでした。私は、この学会参加を契機に学会会員となり、さらに学会の認定温泉医資格取得のための講習を受講するようにアドバイスされ、受講しました。翌年には、学会の評議員に指名され、同時に日本温泉気候物理医学会認定温泉医に登録されました。以降、温泉療法に若干、興味をもつようになりました。そのようなことで、私たちが、後に作成しました和歌山での振動障害研究の中間まとめ、「和歌山県における振動障害に関する綜合的研究報告書（１９８３年）」に、振動障害の今後の課題の一つに「温泉療法の研究」を掲げました。

日本の温泉地は、元来は、物寂しい日本の原風景的な景観のところで、森の静寂の中で鳥のさえずり、川のせせらぎの音を聞くなど、五感から心地よい刺激を受けながら、養生できるイメージを描いていましたので、振動障害の治療に利用できるものと期待していました。しかしながら、実際は、観光地化しているところが多く、付加価値の豊富な料理に圧倒されて、療養には程遠いものとなっているようです。

その他、振動障害の治療やリハビリに関して、アーユルヴェーダ医学、漢方医学などが有効とのことで、それらの勉強会、学術集会に誘われ参加してきました。また、それらの専門書を読むようになりました。

第3節　般若心経と五感

1．洞察力と般若心経

10年を節目に和歌山県立医科大学教授を辞し、１９８４年10月から岐阜県の職員（健康管理院院長事務代理、１年後に衛生専門学校長兼務、２年後に健康管理院長）となっておりましたが、１９８７年7月、その前年、急逝された宮田昭吾教授（私の兄弟子）の後任として、岐阜大学教授に就任することになりました。それに先立ち、教授に復活するという機会に、何か新しい発想をと思っていた矢先、ある書店で、『洞察力』（中山正和著、ＰＨＰ研究所、１９８８年）というタイトルの単行本が目に留まりました。洞察力は研究生活には欠かせないと感じ、早速、その単行本を購入して洞察力の滋養を図ろうとしました。なかなか真意をつかめないまま、ページをめくっていきますと、洞察力の滋養の知恵は「般若心経」にあるというのでした。それからは般若心経の入門書の類いを次から次と購入して読みあさりましたが、それでも真意はつかめませんでした。ただ、洞察力を高めるには「無になること」、「空になること」だけは明らかでした。つまり、「こだわらないこと」、「無欲になること」のようでした。これを機会に般若心経を暗唱し、口ずさむようになりました。

般若心経の中に、「無無明亦無無明尽《むむみょうやくむむみょうじん》　乃至無老死《ないしむろうし》　亦無老死尽《やくむろうしじん》」という一節があります。人間の苦しみや悩みの成立には、無明から行↓識↓名色↓六入↓触↓受↓愛↓取↓有↓生↓老死の12の流れがあることで、これを十二因縁といい、連鎖縁起のことのようです。善因があれば楽果が生じ、反対に、悪因があれば苦果が生じる。ですから、悪因を滅すれば苦果も滅するというのです。苦や悩みの成立の基本は、無明から行、行から識までの連鎖のようです。さらに人間には、名色という「他を認識するための心身のはたらき」が認識できるようになり、六入の段階で、眼（形、色）、耳（音、声）、鼻（香り、香）、舌（あじ、味）、身（さわり、触）の五感（仏教では五官）が芽生えて、さらに第六感である意（心、法）が生じるというのです。そして十二因縁の触、受とステージをあげて、心地よい対象からの刺激と五感とが接触して、プラスの意識（判断）につながっていくと、「美しい花」、「心地よい音色」、「よい香り」、「美味しい食べ物」、「気持ち良い手触り」などと感じられるようになり、そうなれば、健康を保つような働きかけができるようです。

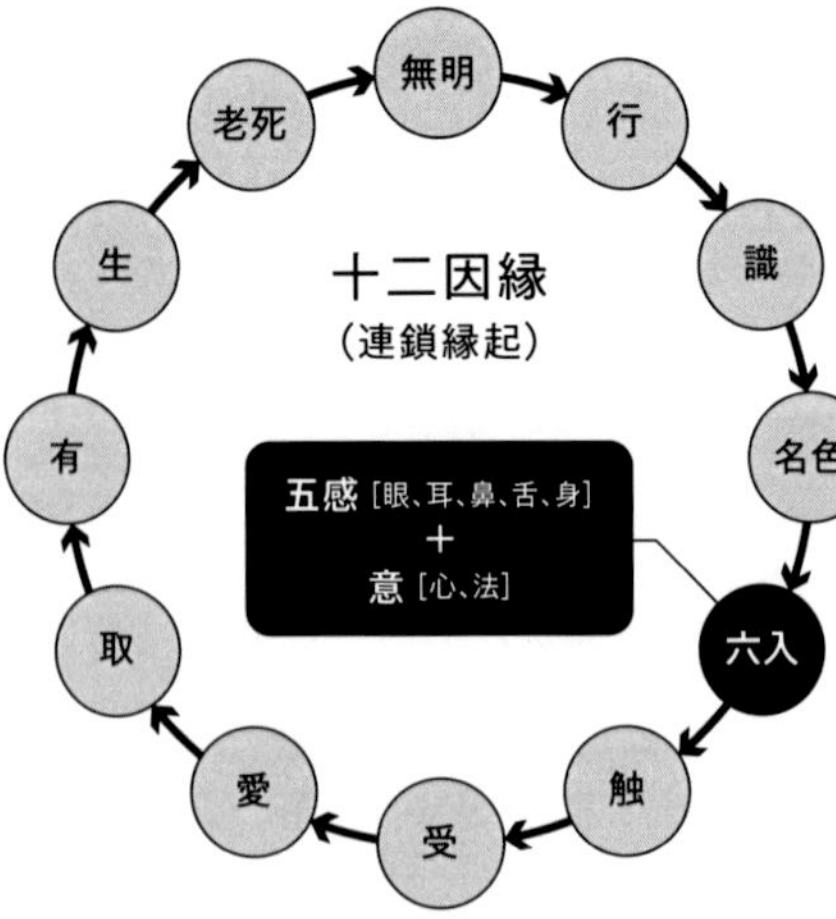

仏説摩訶般若波羅蜜多心経《ぶっせつまかはんにゃはらみったしんぎょう》

※宗派により読み方は異なります

観自在菩薩《かんじざいぼさつ》　行深般若波羅蜜多時《ぎょうじんはんにゃはらみったじ》　照見五蘊皆空《しょうけんごおんかいくう》　度一切苦厄《どいっさいくやく》　舎利子《しゃりし》　色不異空《しきふいくう》
空不異色《くうふいしき》　色即是空《しきそくぜくう》　空即是色《くうそくぜしき》　受想行識《じゅそうぎょうしき》　亦復如是《やくぶにょぜ》　舎利子《しゃりし》　是諸法空相《ぜしょほうくうそう》
不生不滅《ふしょうふめつ》　不垢不浄《ふくふじょう》　不増不減《ふぞうふげん》　是故空中《ぜこくうちゅう》　無色無受想行識《むしきむじゅそうぎょうしき》　無眼耳鼻舌身意《むげんにびぜっしんに》
無色声香味触法《むしきしょうこうみそくほう》　無眼界乃至無意識界《むげんかいないしむいしきかい》　無無明亦無無明尽《むむみょうやくむむみょうじん》　乃至無老死《ないしむろうし》
亦無老死尽《やくむろうしじん》　無苦集滅道《むくしゅうめつどう》　無智亦無得《むちやくむとく》　以無所得故《いむしょとくこ》　菩提薩埵《ぼだいさった》　依般若波羅蜜多故《えはんにゃはらみったこ》
心無罣礙《しんむけいげ》　無罣礙故《むけいげこ》　無有恐怖《むうくふ》　遠離一切顛倒夢想《おんりいっさいてんどうむそう》　究竟涅槃《くきょうねはん》　三世諸仏《さんぜしょうぶつ》
依般若波羅蜜多故《えはんにゃはらみったこ》　得阿耨多羅三藐三菩提《とくあのくたらさんみゃくさんぼだい》　故知般若波羅蜜多《こちはんにゃはらみった》　是大神呪《ぜだいじんしゅ》
是大明呪《ぜだいみょうしゅ》　是無上呪《ぜむじょうしゅ》　是無等等呪《ぜむとうどうしゅ》　能除一切苦《のうじょいっさいく》　真実不虚《しんじつふこ》　故説般若波羅蜜多呪《こせつはんにゃはらみったしゅ》
即説呪曰《そくせつしゅわっ》　羯諦《ぎゃてい》　羯諦《ぎゃてい》　波羅羯諦《はらぎゃてい》　波羅僧羯諦《はらそうぎゃてい》　菩提薩婆訶《ぼじそわか》　般若心経《はんにゃしんぎょう》

2．ティク・ナット・ハン著『般若心経』で誤解解消

２０１９年、手にしましたティク・ナット・ハン著『般若心経』（馬籠久美子訳、新泉社、２０１８年）が、私の般若心経の解釈を訂正させてくれました。

一般に「是故空中《ぜこくうちゅう》　無色無受想行識《むしきむじゅそうぎょうしき》」は従来、「ゆえに空においては、形あるものはない、感覚も、認知も、心の形成も、意識もない」と、すべて「ない」と解釈されているのに対して、ハン師は、「ゆえに空において、からだ、感覚、認知、心の形成、意識は、独立した実体ではない」と表現しています。あらゆる現象は、独立した実体は「ない」とは言いながら、相互存在（インタービーイング）による生起（縁起）の産物は「ある」と言っているのです。分離して独立した実体はなく、どんなものでも、単体では存在しない。他と関わり合ったときだけ存在するとのことです。

ハン師は、「無眼耳鼻舌身意《むげんにびぜつしんに》　無色声香味触法《むしきしょうこうみそくほう》　無眼界乃至無意識界《むげんかいないしむいしきかい》」の、いわゆる五感についての解釈にも相互存在の考え方を示しています。「すべてのもの」は十八界、すなわち、

A「六つの『感覚器官』」（六根＝眼、耳、鼻、舌、身、意）

B「六つの感覚器官の『対象』」（六境＝色または形、声または音、香または匂い、味、触または感覚、法または心の対象）

C「それぞれの感覚器官と対象との接触から生じる六つの『意識』」（六識＝眼識または視覚、耳識または聴覚、鼻識または嗅覚、舌識または味覚、身識または体感覚、意識または心）

との、18の要素（界）が相互存在して、はじめて「存在」が見つけられる。これが人間の経験領域についての完璧な説明であると、述べています。つまり、従来の般若心経の解釈でありますｒ「領域の要素は、眼界から意識界までない」ではなく、「六種の感覚器官と、六種の感覚の対象と、六種の意識も独立した実体ではない」と解釈すべきとしています。一つの領域は、他の領域と関わり合いながら、相互に存在している、ということです。例えば、視覚は、眼と形あるものが出合うところに生まれるが、視覚を可能にするには、他に光、時間、空間、視神経、脳などの多くの条件が必要なはずで、見るという動詞の主語は眼ではない。視覚とは、眼と対象によって引き起こされる相互存在であるというわけです。他の感覚も同様で、美しい花、小川のせせらぎ、おいしい料理、香のにおい、ペットの柔らかい毛触りなど、快感を感ずることは五感、六感の相互存在であり、感覚器官と対象との接触、更には、すでにインプットされている意識とのふれあいで、感ずるのだという考えです。視覚という単体では存在しない「空」、「無」が、環境要因、からだの各部位などとの相互存在で、視覚が生起するとのことです。

これで、私は、やっと「空になること」、「無になること」が理解できたような気になりました。また、五感のうち、例えば、視覚という単体はなく、聴覚、嗅覚、味覚、触覚と相互存在して、五感が成り立つと解釈できます。つまり五感は五つの感覚がそろって、初めて五感があるということ。視覚が障害とか不自由であれば、他がそろって視覚を補うように存在して五感を生起させることになります。したがって、視覚健康法というように単独な表現ではなく、五感健康法というべきではないでしょうか。

第4節　岐阜大学に復帰して

1．認知症に関した調査研究

1987年7月、岐阜大学教授に就任した後、1989年に、岐阜県南飛騨に健康保養地を設置する動きが生じ、その準備のための懇談会、すなわち岐阜県総合医療構想研究懇談会が設置され、私はその座長に指名されました。この懇談会で、保養地、または、療養地では、どんな健康メニューを用意すればよいかについて議論されました。その中で、絵画療法（カラーセラピー）、芳香療法（アロマセラピー）、音楽療法（ミュージックセラピー）、温泉療法（スパトリートメント）、動物介在療法（アニマルセラピー）、森林浴（フォレスト・バス）、森林療法（フォレストセラピー）など、五感から快適な刺激を受けての治療、すなわち、さまざまな五感療法が列挙されました。第1節でもふれました、ドイツでの健康保養地、温泉保養地、第2節での和歌山での温泉療法、自然療法なども参考に、懇談会では議論されました。

1992年から94年にかけての3年間、「老人性痴呆症の環境因子の探索と社会的支援のモデル地区設定に関する研究」に、当時の文部省の科学研究費が交付されました。そこで、岐阜県での認知症（当時は「老人性痴呆症」か「ぼけ」と表現）の環境因子を主体に発症要因を探索するための患者対照研究を行いました。つまり認知症の人とそうでない人と対照させた、かなり大がかりな調査となりました。この調査には、当時、認知症患者家族への偏見や認知症患者蔑視の風潮があり、訪問拒否されることもあり、調査は難航しましたが、県の保健所の保健師や市町村の保健師、民生委員の方々の献身的な協力のおかげで、無事に調査が成就できました。今も深く感謝しています。

認知症は内向的な性格の人に発症しやすいのですが、環境要因としては、友人がいない、趣味娯楽がない、社会活動をしていないことなどが挙げられました。人との交わりでありますす人間関係は、苦悩も生みますが、喜びも生みます。さまざまな共同体に身を置くことが必要と感じました。それらをまとめて、次のように三つに分けて、雑誌「厚生の指標」に投稿しました。その論文題名、著者名などは以下の通りです。

老人性痴呆発症の要因探索のための患者・対照研究-主として生活環境要因について-、岩田弘敏　井奈波良一　藤田節也　高田晴子　島村清志　高塚直子　宮田延子　小野桂子　松田好美　前野浩子　梶間和枝　梅村貞子、厚生の指標42（11）：32～38　1995　10

市町村ごとのマンパワーの算出法の一試み－保健婦数を例に－、岩田弘敏　井奈波良一　藤田節也　高田晴子　島村清志　高塚直子　宮田延子　小野桂子　松田好美　前野浩子　梶間和枝　白木　亮、厚生の指標43（8）：26～29　1996
岐阜県下市町村における高齢者のための社会的支援の実態、岩田弘敏　井奈波良一　藤田節也　高田晴子　島村清志　高塚直子　宮田延子　小野桂子　松田好美　前野浩子　梶間和枝　梅村貞子、厚生の指標44（2）：9～14　1997

さらに、誰もが理解できるように、1971年以降得ました知見も加えながら、1996年6月、岐阜新聞社から『家庭と地域社会でできるぼけ（老人性痴呆）ゼロ作戦』を発行しました。この書中に、家庭や地域社会で、仲間と一緒に五感を刺激する行動をすることの必要性、また自然療法の重要性を記述しています。

2．拙著『家庭と地域社会でできるぼけゼロ作戦』（1996年）から

表記の拙著は、25年ほど以前に発行していますので、現在は絶版になっています。この中から、「家族で防ぐぼけ(認知症)」の章、および「地域で防ぐぼけ(認知症)」の章を読み返してみますと、五感に関する記述が、意外に多くありますので、この二つの章の全文を(ただし、「ぼけ」の表記は、すべて認知症に変換します）参考までに掲載することにしました。

A「家庭で防ぐ認知症」

①五感と認知症防止

健康のあかしとして、よく快食、快便、快眠ということを聞きます。快感と感じているときは健康といっても過言ではありません。こうした快感はどうして受けるのでしょうか。よいにつけ悪いにつけ五感からといわれていますが、その五つの感覚から入ってきた刺激は脳が判断します。意識、意覚ともいいます。これは心ともつながります。ほどよい刺激を受ければ快感となるでしょう。快感と感ずれば自律神経系にも内分泌系にも免疫系にもうまく作用して、健康を維持することもでき、病気から回復することもできます。これらの刺激は私たちの周りにたくさん存在しています。自然そのままのもの、人間がつくったもの、さまざまです。五つの感覚から順次、家庭でできる認知症対策、家族とともにできる認知症予防対策を述べていきたいと思います。

(i)まず、視覚、「見ること」からです

(前略)花を手入れすることは、美しい花を咲かせ、自らを満足させることです。そればかりか周囲にも喜んでもらうことも加わり一石二鳥です。自分のからだの喜びは、やがて自分の魂の喜びになります。感覚と心がつながっています。これが視覚からの認知症防止

の一つとなります。これは見るだけでなく、水をやるとか土いじりとかの行為がありますので運動にもなります。

視覚という感覚にも静止しているものと動いているものとがあります。花、庭、森、山などを見るのと映画やテレビを見るのとの違いです。

他に美術館で絵画や書を見ること、自ら絵を描くこと、書をしたためること、海・山などを散歩することなどなど一人でも楽しむこともできます。これらは視覚からの心の慰めのみならず、他の感覚との調和、たとえば音やにおいなど、また、手指や足を動かすことも関係します。絵画療法という言葉があります。ストレス解消法の一つでもあります。

(ii) 次に、聴覚、「聞くこと」があります

自分の好きな音楽を聞いたり、散歩しながら川のせせらぎ、風の音など自然の音を聞いたりすることです。ピアノが弾けたら耳からの音の快感だけでなく指の機能訓練にもなります。音楽療法というのがあります。

聴覚と心をつなぐことでは瞑想、座禅なども挙げられます。脳波のα波を多く出すような音楽を聞いたりして、自然界から受ける条件を整えることです。

(iii) 嗅覚、「匂い」があります

最近、各地にハーブ園があります。いろいろな香草のことをハーブといいますが、これを乾燥させたものを枕に入れたり、お風呂に入れたりして匂いを楽しみます。森林浴とか芳香療法ということばもあります。匂いの快感ばかりでなく免疫機能にもよい働きをしているという報告もあります。

(iv) 味覚、「あじ」があります

味覚には、甘味、酸味、苦味、塩味、旨味の五つの基本型があります。食物の基本的な味が混合して形成されます。味覚には、本能的に受け入れられるものとトレーニングによりはじめて可能なものとがあります。香辛料やコーヒーなどの苦味は慣れのほかに精神発達とも深い関係があるといわれています。塩味は栄養素としては微量なので、嗜好《しこう》傾向は、生理的要求よりも生後の食事体験によって後天的に形成されていくもののようです。

食品に対する嗜好には味覚のほか、視覚、嗅覚、聴覚、触覚が影響しますが、脳の働きが大きいのです。脳に嗜好のプログラムがセットされます。嗜好の幅の広さは性格や性格形成と関係が深いようです。一般に嗜好の幅の広い人は、努力する人、好奇心や勇気のある人といわれます。

味覚に衰えのない老人にはグルメがあります。好きなものを食べにでかける。私の親戚に90歳を超しても元気そのものの老人がいます。「昨日、北海道へ出かけて、かにを食べてきた」とか、「今日は、東京のレストランでステーキを食べてきたところだ」とか言っているのを耳にします。

食べ歩きができないか、あまりそうした趣味のない人でも、味覚のよい人はよく自分で調理して食べます。好きなものを好きなだけ作って食べる人がいます。自分だけが食べるのでなく、他人に食べさせるのが楽しみの人もいます。

味に快感を感じることができる人は唾液の分泌もよく、消化機能もよく働きます。栄養は口から入りますから。味は健康のもとともいえます。

(v) 五つ目に触覚、「ふれること」が挙げられます

これには随分たくさんのことがあります。皮膚に接触することですから、温熱感覚を刺激する温泉、入浴があります。温熱刺激だけでなく浮力、圧力が加わり、筋肉や関節の動きをなめらかにします。温泉には化学的成分による刺激もあって保温効果を高める作用もあります。良い成分が皮膚から吸収されるともいわれています。

痛点、つぼを刺激する鍼灸、筋肉、関節の機能を高めるマッサージという、いわば東洋

医学があります。

②五感と運動

五感の深部、または感覚の組み合わせでしょうか、平衡感覚がありますが、言葉を換えると運動としてあげることができます。運動は感覚ではありませんが、前の〔(V)触覚、ふれること〕に入れます。テニス、ゴルフ、エアロビクス、ゲートボール、ペタンクなどなどです。しかし、家族とともに、もしくは一人ですることになりますと自ずとできることに限界があります。もちろん自らの体力との関係で、できる限り軽度な、手軽な運動を選ばなくてはなりません。

いちばん手ごろな運動は「歩く」ことです。何分間、どのくらいの坂道をどのくらいのスピードで歩けば理想的なのかは分かっていません。脈拍が平常より少し上がる程度とか息切れしない程度などといわれています。認知症防止という観点からは、快適な気分になれる歩行、散歩程度でもよいと思います。日本の森は傾斜がきついので、ドイツなどでの森林浴といささか異なるかもしれませんが、森の中を散歩することは運動療法、芳香療法などによる効果が期待されます。

B「地域で防ぐ認知症」

①五感と自然療法

これら五感からの刺激は大脳が判断します。意識、意覚ともいいます。第六感といわれているものです。適切な刺激は心地よいばかりでなく病気を治すことさえできます。逆に、不愉快な刺激は病気を引き起こすことにもなりかねません。刺激の強さは個々の恒常性の機能を維持する範囲のことをいいます。刺激が強すぎると恒常性の機能が破綻《はたん》します。

刺激には人間の作ったもの、自然そのものなどさまざまなものがあります。この刺激は適度に自律神経系に作用します。関連して内分泌系にも作用します。また、免疫系にも作用します。つまり自律神経系、内分泌系、免疫系、これら三つの系のバランスの上に恒常性が保たれていますので、これを崩せば病気になり、このバランスを整えれば病気が治るということになります。老化もこのバランスが崩れて生ずるものと考えられます。

恒常性の維持のバランスを崩す原因として環境が大いに関与します。環境の中に悪い刺激になるものがあれば病気になりますし、反対に環境の中によい刺激になるものがあればからだによい影響を与えることになります。したがいまして、からだの機能のバランスをよくするのも環境にあります。それは五感で調整するからでしょう。

人には自然治癒力があるとよくいわれています。少々の病気は自らの力で治癒します。

その自然治癒力に補完的に作用させる療法があります。補完療法といいます。自然医学という言葉もあります。これはもっと広義のことを指すようです。これらの療法は五感からの刺激療法ともいい表すことができます。

ここでしばしば用いていています「療法」ということばには、「健康法」という意味が含まれています。本書（『家庭と地域社会でできるぼけゼロ作戦』）は予防に力点を置いていますので、「自然健康法」と理解していただきたいと思います。

②自然療法の歴史

ドイツのセバスチャン・クナイプ神父は19世紀の後半に、水による治癒力に目をつけ、水(浴)療法という自然療法にまで発展させました。クナイプ神父は水による効果だけでなく、これに薬草や食事、運動、さらには精神のリラックスという要素をバランスよく取り入れた総合医学の見地に立った健康法を考えだしました。以下、クナイプ及びクナイプ自然療法に関する記述は、今井良久氏の著書から引用させていただきます。（今井良久著『クナイプ自然療法』上・下、東京経済、1993年）

それよりはるか昔の紀元前、インドでアーユルヴェーダ医学があみだされています。生命についての科学といわれています。東洋医学の源流になった医学ともされています。アーユルヴェーダ医学は体質の医学といわれるように個々人がもっている体質を重視し、体質を大きく三つのグループ、10種類に分類し、医師は個々人の体質に合わせて予防・健康増進のための療法を提供しています。この療法は食事療法やライフスタイルの改善、運動の仕方といった生活の中で実践できる養生法から、専門家によって行われる身体浄化法（パンチャカルマ）や薬草・鉱物の混合調剤までがあり、また、世間でよく知られているハタ・ヨーガ（体操）や瞑想法もアーユルヴェーダ医学の一分野に含まれています。これらすべての療法を体系化して総合的な健康増進に役立ててきています。

アーユルヴェーダ医学の影響を受けた後か、もしくは同じころか、中医学が成立しています。基本の理論は陰陽五行説、すなわち陰陽説と五行学説とからなっています。「黄帝内経」というバイブルみたいな書物があります。論語と同じく弟子との問答の形式で書かれているそうです。「素問」と「霊枢」からなり、「素問」には人間の生理、養生、衛生などの問題を気候、季節などとの関係の中で述べ、「霊枢」には鍼灸の用法が述べてあるようです。

後漢の名医、張仲景によって編さんされた「傷寒雑病論」は黄帝内経同様、医学の多くの臨床経験がまとめられています。これは、日本漢方界に大いに関与しました。生薬については「神農本草経」が最古の書物といわれ、生薬は上薬、中薬、下薬と分類され、漢方処方の起源となっています。

白鷺、鶴、きじ、鹿、猿、熊などの動物が天然の温泉にひたって傷をなおしているのをヒントに温泉療法がはじまりました。和歌山県で天皇が入湯した記録とか弘法大師が仏教信仰と合わせ温泉を発見したともいわれていますが、平安・鎌倉時代から湯治が盛んになってきました。江戸時代になりますと漢方医学との結びつきでの温泉療法が芽生えました。今日では温泉医学が確立されていますが、この温泉療法は緑豊かな自然環境の中で効果が発揮されます。気象も大いに関与します。最近では理学療法と併用しているところもあります。さらに鍼灸、漢方薬投与など東洋医学を加えているところもあります。

温泉といえば岐阜県は全国でも有数の温泉県に数えられています。中でも飛騨に温泉が多くあります。下呂温泉は天暦年間（947〜957年）に発見されたものといわれ、また、江戸時代の儒者、林羅山が摂津の有馬、下野の草津、飛騨の湯之島（下呂）を日本三名泉に挙げています。飛騨には他に小坂温泉郷、奥飛騨温泉郷などが有名です。

こうしたさまざまな種類の自然療法（西洋医学、東洋医学）が受けられるところが風光明媚な保養地に建設されていれば、誰もが出かけてみたいと思いませんか。それが真の健康保養地というものです。観光客が集まる温泉地、子どもたちが集まる遊園地、若者たちが集まる行楽地とはいささか異なるものです。

③健康保養地

健康保養地というとかたいイメージがありますが、楽しみながら療養できる場のことです。広辞苑によりますと「保養」とは、心身を休ませて健康を保ち活力を養うことで、養生と同意語となっています。「養生」を広辞苑でみますと、生命を養うこと、健康の増進をはかること、摂生、病気の手当てをすること、保養とあります。さらに「摂生」をみますと、衛生に注意し、健康の増進をはかること、養生とあり、「保養」も「養生」も「摂生」も同じ語となります。健康を保持・増進することです。そうなりますと保養地の定義をしっかりしておかないと生半可な定義では観光化の波に押し流されて自然が無法的に乱開発される恐れがあります。自然が破壊されてしまいます。保養地は景観がよくなくてはいけませんし、自然ができるだけ保たれていなくてはいけません。人は、自然の生態系の中で生きていますので、保養地も人間生態系の中で形づくられることが望ましいわけです。

国民保養温泉地(1996年当時)というのがあります。温泉の効能が顕著であること、付近の景観が優れていること、環境衛生的な条件が良好であること、気候的に保養地に適していること、適切な医療施設が設置されていること、災害に対して安全であること、などの条件が満たされている温泉地を環境庁長官(当時)が指定するものです。指定を受けることにより、その温泉地は施設整備などを計画的に行っていることになります。全国では80か

所以上が指定されていますし、岐阜県でも4か所が指定されています。(1996年現在)

保養地には2、3の療法だけでなく、できるだけ多様な療法が受けられるようにする必要があります。人には快感の感じ方に違いがあり、多岐にわたる好みがあります。したがいまして、保養地の中に多様な療法の施設を準備して、多くの選択肢を作っておき、保養客はその中から自分に必要な、あるいは医師から処方された療法を選んで受けられるようにすることが理想的です。こうした条件を満たした場が健康保養地となります。目下(1996年時点)、岐阜県では南飛騨国際健康保養地計画がすすめられています。「健康をつくる」という観点で、この保養地ができればと期待しています。

④自然療法

いくつかの療法を簡単に述べたいと思います。詳しくは専門書をお読みください。

(i)浴療法

家庭や公衆浴場での入浴で私たちのからだの疲れは、かなりほぐれます。温水に香りを含んだ入浴剤を用いることもあります。ハーブ湯です。温熱療法と芳香療法の併用もできます。

一般に温泉は単に温水であるばかりでなく、からだに有効な陽イオン、陰イオンなど生体に有効な化学成分が含まれているせいか、お風呂よりも保温効果が大で、心地よさが長続きします。もっとも温泉は風光明媚なところにありますから、その影響も多分に手伝って一層健康が回復するような気分にさせてくれます。

温泉を利用して「かぶり」、「打たせ」、「ジェット」などいろいろな浴槽があって、すべてを順次もしくはどれかの浴槽で楽しむという施設があります。運動器のため疲労回復的に用いられています。クアハウスといっています。本場ドイツでいうクアハウスはコミュニティーセンターのような場を指しています。日本の場合と全く機能が異なりますので呼称には十分注意していただきたいと思います。

脳卒中後遺症やリウマチなど運動器のリハビリテーションには一定期間、処方に従い温泉療法をする専門機関があります。運動療法、薬物療法との併用が多いようです。

さきに述べましたセバスチャン・クナイプが古代から民間療法として伝わっていた水療法を体系化したものがあります。クナイプ自然療法の中のクナイプ水療法です。彼の言う水療法は温泉でなくてもよく、温度、水圧、部位に応じてさまざまなバリエーションを持たせ、その数は100通りを超えています。水療法の原理はからだに「温」と「冷」という温度の異なる刺激をある時間、交互に加えることによって、この刺激に順応しようとする方向に働く生体反応を活性化するものです。手足の「しもやけ」の民間療法もこれと同じ原理です。言い換えると、これも温熱療法ということができます。なお、クナイプ自然療法は水療法が主体ですが、食、植物、運動、秩序の各療法との総合医療を指します。

(ii) 漢方処方、鍼灸マッサージ療法

中医学は人間のからだのしくみを陰陽説と五行学説の中国古代の哲学理論から説明しています。

宇宙のあらゆる現象を「陰」と「陽」に分け、この陰と陽は相互に対立しつつ、また互いに依存する関係にあると考えています。五行学説は、万物は、木、火、土、金、水の五つの基本物質で構成されていると考えています。この五つの物質は母子関係のように互いに制約し合うという関係にあると考えています。五つの物質はどれかの母であり同時に子であるという考え、これを「相性」といい、五つの物質から奪いつつ同時に他から奪われるという考え、これを「相克」といい、この二つの面をもっていることになります。つまり万物を陰陽に分けて考える考え方と五つの基本物質の関係で考える考え方とがあるというふうに理解できます。なお、五臓六腑とは、肝−胆(木)、心−小腸(火)、脾−胃(土)、肺−大腸(金)、腎−膀胱(水)および三焦のことをいいます。

中医学には人体を構成する成分を「気、血、水」の三つとし、それぞれを実虚、正邪に分け、

患者のもっている病状に合わせた生薬により治療法が選ばれています。

からだの各部分は、すべて有機的な関連性をもっています。五臓六腑に心包を含めた十二臓腑は相互に関連しているのみならず、体表と内臓も深い関係にあると考えています。体表と内臓との間の連絡路が「経絡」と呼ばれるルートです。体表と経絡と内臓の関係を治療の面で応用したものが鍼灸治療です。

病因は外因、内因、その他に分けられますが、外因とは気候条件で、風、寒、湿、暑、火、爆の六種を考え、六気（正）、六淫（邪）と呼んでいます。六淫の中でも風邪、寒邪、湿邪が病因になることが多いとしています。

健康保養地には漢方療法、マッサージも含めた鍼灸療法、気功療法も必要となります。

(iii) 浄化法（アーユルヴェーダ医学のパンチャカルマ）

アーユルヴェーダ医学では、まず古い不健康な状態を一回全部止めます。心身の奥底に全くの静寂が訪れます。すると、その中から自然に、人間が生理機能にもともともってい る「自然治癒力」が立ち上がります。もともとドーシャという自分でバランスをとる力をもっているので、その自然な動きの状態を待つのです。そのためには動きを邪魔している古い状態を壊してあげればよいわけです。古いものと新しいものとの間にあるものが「ギャップ」

です。ギャップの構造の中に自然治癒力が動き出す源、健康を実現する力があります。

こうした機能を秘めているギャップの構造を作り出す技法が、アーユルヴェーダ医学の治療技術です。

第一は超越瞑想（TM）で、これがもっとも重要といわれています。心を始めに扱わないとからだだけで十分な結果は得られません。瞑想で心にバランスをもたらします。第二に呼吸と神経系の統合です。呼吸法には、5〜10分をかけます。第三は、筋肉と神経系の統合、すなわちヨーガの体操です。これも5〜10分かけます。呼吸法や体操法は心身に活力を与えバランスをもたらします。第四は、食事でヴェータ、ピッタ、カパという体質に合わせて味覚によって調整します。第五は、自然の薬草の混合物です。第六はパンチャカルマで、季節の変わり目に行う生理の浄化法です。ここでは、この浄化法を主題にしたいのですが、間違った記述になるといけませんので、専門書に譲ります。とにかくパンチャカルマを受けると気分が爽快になると聞いています。第七は、毎日の過ごし方や季節ごとの過ごし方、そして第八が自己脈診です。

健康保養地は第一段階では非日常的空間で実践されることが必要です。これは自然や施設、マンパワーによって、快食、快眠、快便といった伝統的な健康快感体験を提供する場所です。

(ⅳ) 運動療法

運動単独での療法、他の療法との併用での運動療法などさまざまです。この療法を行う際には、医師による診断、健康度チェックが必要です。療養者の運動機能を正確に把握して、一人ひとりの体力に応じた正確な処方を行わなくてはなりません。この処方を間違えますと、ときには危険性もでてきます。

これには散歩やサイクリングや体操のように持久力のある軽い運動が適しています。運動療法にマッサージを組み込ませることもあります。

いずれにしましても運動療法で医師やトレーナーなどによる運動機能などの測定を基にした緻密な処方が必要ですが、これがどうしてもできないという場合には、1分間の脈拍数の上限が、「180－(マイナス)年齢」の範囲内に収まる程度の運動量を目安とします。療養者に余力がまったくなくなるまで、つまり上限ギリギリまでの激しい運動をさせるのは問題です。上限の一歩手前までの激しい運動をさせる場合には、運動時間を短くし、休息を取らせた後で、またこの運動を繰り返す処方が適切といえます。理想をいいますと、運動療法を1日当たり30分から1時間を目安とします。また、ジョギングや階段昇降運動といった、疲労度の高い運動を取り入れた「インターバル・トレーニング」と呼ばれるショートメニューでは、1分間の運動を、休憩をはさんで3回ほど、繰り返すのが適切といえます。

その際には、運動後に脈拍数が1分間当たり、休憩時を30上回る程度に抑えるように注意することが大切です。

こうした運動ができる施設を屋内、屋外にいろいろつくり、一人でできるもの、集団でできるもの、さまざまに準備しておきます。ただし、運動施設だけになりますとスポーツセンター的になり、行楽地との違いがはっきりしなくなりますから、保養地内での運動施設と定義しておきましょう。

労働省（1996年当時）がすすめていますトータル・ヘルス・プロモーション・プラン（THP）は健康測定や運動測定など日常生活処方を作成して、運動処方するもので、これには産業医はもちろん運動トレーナー、ヘルスケアトレーナーなど資格をもった人が指導することになっています。また、市内には健康産業、なかんずくエアロビクスダンス、スイミングヘルスセンターなどが多く、その利用者も大勢います。医師の処方にもとづいているかどうか分かりませんが、本来は療法とすれば医師の立会いが必要になります。

（v）食療法

食は人間の根源的なもので、消化吸収、栄養的に偏らないものでなくてはなりません。医学教育の中には現在のところ（1996年当時）、臨床栄養という領域がありません。療法施設では患者個々人に合わせた食を提供しなくてはなりませんが、そんなことはできません。家庭の中でも不可能です。受験生のいる家庭、子どものいる家庭、老人のいる家庭さまざまですが、家庭ではある特定な人を中心にメニューが考えられています。

こうしたことを保養地内のクアホテルに滞在すると、その個人にあったメニューの食事が摂れるということがあれば、すばらしいことではないでしょうか。糖尿病、高尿酸血症、腎臓病、肝臓病などの患者にはそれぞれのテーブルで三度の食事が摂取されるようにできるとよいでしょう。それも食事だけでなく音楽を聞きながらできるとか、なにかすばらしいものを眺めながらできるとか、聴覚、視覚、嗅覚に心地よい刺激を与えながらの食生活が満喫できるようにする。食器などでも感触のよいもの、つまり触覚に心地よいものが用いられているとなおよいことです。

最近、薬膳料理のブームになっています。漢方薬が含まれているのでなんとなくからだによいように感ずるようです。中国料理、西洋料理、日本料理それぞれにも独特な健康によい素材が用いられているようですが、こうしたさまざまなレストランも健康保養地にぜひ必要です。

食、栄養学の研究知識も盛りだくさん取り入れ、過激なダイエットは避けるように健康保養地の定義を厳しくして安全を守ることも必要になります。クナイプ自然療法でいう食療法にはかなりの工夫が凝らしてあると聞いています。

(vi) 植物療法

これは中医学でも述べた漢方理論が中心の植物療法です。しかし、ここでは、セバスチャン・クナイプが作り上げたものを紹介します。

彼は薬草を探し歩き、探し当てた薬草を乾燥させたり、切ったり、煎じたりして、その薬用効果をためしてきました。さらに、ハーブ茶をはじめ、薬草のエキスを錠剤にした多種多様な薬が市販されるようになりました。けれども全般的にはまだ、その普及度は低いといえます。

科学の進歩によって薬も目覚ましく進歩しましたが、その反面で薬の副作用による弊害も出てきています。また、今日のわれわれの生活態度を見ましても、より便利で、より手軽なものを追う傾向がはっきりと表れています。健康状態のすぐれないときなどは、ついつい手近にある錠剤に頼ってしまいます。

クナイプ自然療法における植物療法では、今日まで、これといった副作用は報告されていません。病気によっては薬草を用いたほうが、より良い治療効果が得られたというケースも何件かあります。

いずれにしても植物であるので、化学的な薬品よりは安全ということができます。これが療養の一つとして含められているところもあります。

(vii) 秩序療法

アーユルヴェーダ医学での瞑想、ヨーガ体操などはこれに属しています。クナイプも神父でしたので秩序を重んじています。彼は「秩序は節度のなかにある。従って、多すぎても、少なすぎてもこの枠を超えたところには健康はなく、病気があるのみである」と書き記しています。クナイプの、この言葉には、健康づくりの基礎である生活態度が端的に表れています。クナイプはさらに、「健康で長生きしたいというのは、だれしも願うことだが、そのために何かをしようという人は実に少ない。今の人間をみていると、まるで、みんな病気になるために生きているようだ。人間がこのことに気づき、その半分の努力と理解を健康づくりに費やしていたなら、今の病気の、少なくとも半分は未然に防ぐことができたはずである」といっています。

われわれに必要なのは、自律神経系のバランスを取り戻すことなのです。そうすれば、健康づくりに対する意識も高まり、あくまでも健康は自分自身で作り上げていくものだという教育的効果も上がるわけです。

では、これをどうして実行に移していくのかということですが、実際にはそんなに難しいことではありません。専門医のカウンセリングを受けるのもいいでしょうし、あるいは、健康増進に関する講演を聞きに行くのもいいでしょう。また、日常生活の中では、健康に関する本を読むだけでもいいのです。

クナイプはまた、健康の維持と回復は、市民の道徳的義務でもあるといっています。人間は一人だけで生きているわけではありません。この意味で、だれもが家族や仲間に対して、健康でなければならないという義務を負っているのです。国に対しても同じことです。そうでなければ、医療保険制度はいつか必ず財政的に行き詰まることになるでしょう。

瞑想、座禅、お経・念仏、写経、森林浴、ヨーガ体操などができる施設の設定が必要でしょう。

⑤地域に選択肢の多い施設を

できるだけ多くの施設を特定の地域に準備しておき、老いも若きも好みの療法を選択するというやり方を私はすすめたいと思います。ただ、それぞれの好みといいましても組み合わせがありますので、一つだけ療法を受けてその効果の優劣をつけるわけにはいきません。

クナイプ自然療法には五つの柱がありますし、アーユルヴェーダ医学には何本かの柱がありますので、それらの柱を総括して療法が行われるようにしなくてはならないでしょう。

温泉療法にしてもただ温泉に入っていればよいのでなく、温泉地の自然はもとより、周辺の保養に適した環境が整備されていなくてはなりません。

鍼灸マッサージも東洋医学からみると漢方療法と合わせて、初めて効力が発揮されるように思います。

地域社会が特定な療法を人々に押しつけるのでなく、人々が自由に選べる多くの選択肢を準備する、設置する、誘致することではないかと思います。これは認知症を防止するばかりでなく、すでに認知症になっている人にも利用できるものであります。また、認知症だけでなく、介護を受けている寝たきりの人にも、他の慢性の病気にかかっている人にも、もちろん、リハビリテーションを受けている人にも、更には健康な人々にも利用できるようにしなくてはなりません。特定な設備をもつ、ノーマライゼーションの場という設定を念頭に入れています。

3．五感健康法への萌芽

以上、拙著の中に記しました「家族で防ぐ認知症」と「地域で防ぐ認知症」の二つの章の全文を長々と掲載しました。この二つの章に記述しましたのは、1996年のことです。この時点で、すでに、認知症予防には**五感健康法**を普及しましょう、と述べているのです。

『家庭と地域社会でできるぼけゼロ作戦』は、単に科研費から調査した結果を分析したことだけの記述ではなく、1971年、初渡独からの出来事・印象、知見、なかでもバード・クロイツナッハの健康保養地を中心に、西欧諸都市を小旅行して得た印象、知見、和歌山県立医科大学に赴任して、遭遇した出来事、知見、日本温泉気候物理医学会やアーユルヴェーダ医学、漢方医学などの勉強会、研究会、その他の関連医学会で得た知見、今井良久氏の著書『クナイプ自然療法』からの知見、岐阜県での健康保養地構想に関した懇談会、委員会などでの会議録、般若心経に関連した出版物などに記述されていることなどが含まれています。

当時、絵画、音楽、カラー、アロマなどにはセラピー、療法が使われ、併せて五感療法という言葉が使われていました。健康者に対しては保健、摂生、養生という言葉が使われていますが、施術は健康法でなく療法でした。健康者や半健康者を対象にするなら、大阪のクナイプ自然療法研究会でも自然療法の「療法」という言葉が、私には受け入れがたく、クナイプ自然健康法としてはどうかと提案したことがありました。「B『地域で防ぐ認知症』①五感と自然療法」の末尾で「拙著は予防に力点を置いていますので、自然健康法と理解して……」と記述していますように、自然療法でなく自然健康法を推奨しています。自然からの情報は、すべて五感から入りますので、五感健康法ではどうでしょうかというのが、五感健康法への萌芽です。従来の五感療法を変形したものですから、五感健康法にはオリジナリティはありません。

第5節　健康と心身一如

1．健康とは

五感健康法という認知症予防に関することを記述するに当たり、健康という言葉の成り立ちを考えてみます。これに関しましては、既に、拙著『五感健康法のすすめ』（岐阜新聞社、2002年）に詳述してありますが、健康は、五感健康法を論ずるには欠かせない事項ですので、ここに再掲致します。

健康といえば、あまりにも日常的に使われている言葉です。健康は、私たちにとって、あこがれの言葉といっても過言ではないでしょう。しかし、よく考えてみると、健康とは何か、どんな状態を健康といっているのか掘り下げて考えてみたことのある人はそんなに多くはいないように思われます。

健康は、英語ではヘルス（health）といいます。このヘルスの語源はヒール（heal・癒やし）、ホリイ（holy・聖）、ホウル（whole・全体）、ホリスティック（holistic・全人的）などと同じといわれています。ヘルスには、神聖、全体、全人的、癒やしなどと広い意味が含まれているようです。

英語のヘルスには、有名なWHO（世界保健機関）の定義がありますが、それによりますと、人が「身体的にも精神的にも社会的にも良好な状態」のことを指しています。最近では、これに「スピリッチュアル（spiritual）にも良好な状態」が加わるようです。このスピリッチュアルを日本語に何と訳せばよいのかわかりませんが、精神的とは違って、生活の質を高めたり、生きがいをもつような、なにか崇高な、道徳的な、宗教的なにおいがします。日本語では「霊的」とでもいうのでしょうか。

『養生訓に学ぶ』（PHP新書、2000年）の著者、立川昭二氏によりますと、「治療（治す、治る）」には、戻す、ただす、修復、除去するという意味合いが強いのに対して、「癒やす、癒える」は、これは英語でいうヘルスと語源を同じくしているヒールですが、これには、和らげる、鎮める、潤おす、満たされる、充足、和解という意味合いがあって、柔らかい、やさしい言葉とのことです。したがいまして、ヒールと同義語のヘルス（健康）には治療することよりも「癒やす」という大変に幅広く、奥深い意味合いがありそうです。

2.「健康」の提唱者はだれ

「健康」という日本語の創始者は、江戸末期の蘭学者、緒方洪庵ではないかという説があります。洪庵はわが国における近代医学の父といわれている人です。健康という言葉が1849年発刊の洪庵の著『病学通論』に「凡ソ、人身諸器ノ形質欠ル所ナク、気血ノ循環滞ル所ナク、運営常ヲ衛ル者ヲ『健康』トシ」とあり、そこではじめて健康という漢語が用いられています。

健康の一つの条件に「気血ノ循環滞ル所ナク」という状態を挙げていますが、気血とくに「気」の流れが滞らない状態という東洋医学的考えが込められています。また、「運営常ヲ衛ル」は生理学的に安定な状態をいい、「恒常性維持」のことを表しています。すでに、この時代から健康には恒常性維持が重要な役割を演じていることが指摘されていたといえます。

洪庵が健康という言葉を造語した理由として、杉浦守邦氏は、後記の参考論文で、次のように述べています。

「壮健とか健全というと、『健』に重みがかかり、強くて力があるという意味が表に出すぎてしまう、それでは恒常性保持の意味がどうしても薄れてしまうので、『健』という語に、安定していることを意味する安康の『康《やすらか》』を結びつけることによって、はじめて原語の意味を正しく表現できると判断したからではないか」と推定しています。

洪庵は、さきの健康の定義に引き続いて、完全な健康を「十全健康」、健康とも病人ともいえない段階を「帯患健康」と称しています。現在では十全健康を最適健康、または、至適健康、帯患健康を半健康、あるいは○○病予備軍といっています。

半健康は、東洋医学での「未病」に当たるかもしれませんが、未病は、たとえば、火事でいえばボヤの段階ですので、未病は、すでに何らかの病気の兆しがある状態になります。帯患に近いかもしれません。

参考論文　杉浦守邦、「健康」という語の創始者について、日本医史学雑誌第43巻2号249-254　1997

健康という漢語は、明治時代以降になって、洪庵の門弟である福澤諭吉や長与専斎らが、日常用語として世に普及したのではないかといわれています。

洪庵が世に登場した江戸時代までは、今でいう健康のことを「身をたもつ」という意味で、貝原益軒の『養生訓』で代表されていますように「養生」という言葉がよく使用されていたようです。健康という言葉は使われていません。養生は、体操の類い、自分で行うマッサージの類い、食事の管理、控えめな飲酒・飲食の類い、呼吸法、瞑想、生活習慣一般などのようです。

貝原益軒は、『養生訓』の中に、身を保つという表現で、日常生活の中で元気に生きるには、運動、栄養、休息に過不足がないようにすることが必要と強調しています。彼自身、温泉地への旅を好み、夫婦でしばしば出かけたり、腹八分目の食生活を守ったり、夫婦で相互にマッサージし合ったり、琵琶を奏でたりして、それらを健康法とみなして実践していたようです。

健康法は、何の病気を予防するかではなく、いまある健康状態を保つということです。ですから例えば、高血圧症とか糖尿病に有効との温泉療法を健康な人には温泉健康法といい、同様に、精神病に音楽療法がよいといわれていますが、健康者には音楽健康法というべきではないでしょうか。

3．易経と心身一如

ところが、「健康」という言葉は、奈良時代の継体天皇、岐阜県人には根尾村の淡墨桜を植樹したらしいということで、なじみのある天皇ですが、この天皇の御世、中国、朝鮮半島を経て、日本に入ってきたという説もあります。

この語源は中国の古書の一つ、易経にあるというわけです。

かなり以前になりますが、ある人から健康は「からだを健《すこ》やかにし、心を康《やす》らかにする」という「健(身・体)・康(心)」を略した言葉らしいと聞いたことがあります。このことを真に受けて、講義や講演などで健康という言葉が生まれた経緯を、このように解説してきておりました。これならば健康は心身両面を指していることになりますし、正に「心身一如」のことですので、この方が健康という言葉の解釈としては、先の杉浦氏の推論よりもはるかに正しいように感じていました。

大学を退官しました2000年が過ぎたころ、健康の語源を確認する意味もあり、その語源の出典といわれています易経の全文に目を通す機会がありました。もちろん、目を通すといいましても極めて表面的で、「健・康」という文字を探しに探しましたが、ついに見出すことはできませんでした。また、さきの「健(身)体・康心」を表すような漢字も、どこにも見当たりませんでした。しかし、易経の中の「繋辞上伝《けいじ》」に易の原理が説かれていました。易は、乾《けん》（天、陽）と坤《こん》（地、陰）からなり、その両者の対立と統一、これが時間や空間など宇宙構成の根本原理であるというのです。乾と坤をそれぞれ自然界の言葉にすると、「天」と「地」になりますが、「天」は上にあって日月星辰《じつげつせいしん》の描く天文で能動的な意味合いがあり、一方の「地」は下にあって、山川草木の作り出す地理で受動的な意味合いがあるというのです。天と地は対立していますが、その対立を通して天地が統一しているというシステムができているのが易であると言っています。それゆえ易の原理は目に映る世界ばかりでなく、目に見えない世界もあると言っています。したがって、易の原理は、生と死、すなわち精気の凝集したものが有形の生物であり、その拡散したものが霊魂であるとして、この生物と霊魂を統一的に説明しています。

易は、天地が万物を生み育てる働きのすべてを網羅し、また、陰陽の対立、転化の原理を完全に体現しています。ウィキペディアフリー百科事典の中の陰陽性質表によれば、陽は肉体《からだ》、陰は心となっていますので、人間のからだを乾(陽)とし、霊(心)を坤(陰)とし、このからだと心は対立していますが、統一もされていると解釈することができます。乾とは、剛強、積極的、純粋などがよくマッチした言葉になります。坤とは、柔弱、消極的、豊かな力の蓄積などがよくマッチしています。この乾(からだ)と坤(心)を良好な状態にするための漢語としては、壮健、健全、安康などが浮かび上がってきますが、その中から乾の側から健、坤の側から康が選ばれ、二つが結ばれて「健康」となったのではないかと思われます。これは健康の語源を、先に述べました「健身・康心」の省略語ではないかという不確かな情報とつじつまを合わせるために自己弁解的に私は推定しました。

こうした背景から健康という漢語ができますと、すでに奈良時代からあったという説が正しいように思われますが、江戸時代まで健康という漢語が本当に存在していなかったのであれば、洪庵が易経を参考にして、はじめて造語した言葉ということになるのでしょう。

4. 心への対応は宗教か

前述のことから明らかなように、健康は、心と体が一体になっていることと、理解されるべきでしょう。しかし、実際には、健康といえば、目に見える、からだの健康に注目されています。健康から心が忘れられていることが多かったのです。

17世紀にデカルトは、人間の心は霊魂、これは目には見えませんが、この力はあまりにも強大ですので、神様（教会）に委ねて、目に見えるからだに注目していく論理、すなわち、心とからだを切り離した二元論を打ち出して、からだのほうだけを実証的に分析し始めました。からだの形態の変調は眼で評価できますし、さまざまなからだの機能が計測できます。計測できれば数値化できます。そうなれば客観的に評価できます。ですから健康のうち、「からだ」だけが注目されてきたとしても不思議ではありません。したがって、からだの各部位の異常を発見できる検査、それも病気が早期に把握できる健康診断項目が数多く開発されてきました。

一方、心についても客観的指標で、異常を評価しようとする動きがあります。

心の悩みは、その人の内面的なものですから、外から見ることができません。内面的なことは自律神経に変調をきたすことが多いので、自律神経の作用、交感神経が優位になるか、副交感神経が優位になるかを生理学的に、たとえば心拍数、発汗量、唾液成分、コルチゾールなどを測定して評価する方法もあります。その他、心理テスト、CMI（コーネル・メディカル・インデックス）などに基づき、面接で傾聴することが、心をつかむ方策ではないでしょうか。しかし、集団には、企業で行われていますヘルスチェックに見られますように、まだまだ自覚症状を把握することが優先されています。〝**こころの健康**〟を捉えることは難しいようです。

第6節　健康法実践リーダー養成講座と五感健康法

岐阜大学教授に就任して6年後の1993年4月、岐阜県医療審議会の会長に指名され、以降24年間（2017年まで）、会長を務めさせていただきました。1998年6月、岐阜県老人保健福祉計画作成委員会（現在の高齢者安心計画作成委員会）が設置されました。保健と福祉との連携を強化するべく、審議会会長でありました私が、老人保健福祉計画委員会の委員長も務めるように指名されました。この委員長を12年間（2011年8月まで）、務めることになりました。このことを契機に、当時の岐阜県健康長寿財団を足繁く訪ね、当時の専務理事と老人福祉、特に認知症などの予防に関して歓談を繰り返しておりました。健康の語源や心身一如についても話し合っておりました。

1999年ごろから、岐阜県では地域や家庭の中での健康管理の担い手になっていただく健康法実践リーダーを養成するようになり、そのリーダー養成のための健康法実践リーダー養成講座が開講されるようになりました。当時の梶原知事の発案と伺っていますが、健康法の心得として「好循環の保持」、「医食同源の励行」、「活性酸素の除去」、「心身一如の実践」、「（未病の）早期発見・早期治療の実行」の五つが掲げられました。この講師には、ご高名な帯津良一先生とか大島清先生とかが招聘されておりました。

これらのご高名な先生方は、ご多忙なので所定の講座日程に合わないことが多く、「好循環の保持」、あるいは「心身一如の実践」の講話には、私は臨時講師に誘われることが、しばしばでした。私は、その際、前節で記述しました健康の定義や恒常性維持のこと、心身一如のことなどを力説しておりました。すなわち、老人障害の予防には、家庭でもできる簡単な健康法として、五感療法あるいは五感健康法が有効ではなかろうか、と語りかけておりました。具体的には、先の私たちが行った老人性痴呆に関する調査結果から、認知症予防のためには環境要因として「友人」、「趣味娯楽」、「社会活動」など、人との交わりが重要項目に挙げられましたので、その人との交わりには、楽しく、気持ちがよくなくてはいけない、心地よい人間関係が大切であること、「心地よい」ということは、心地よく五感に感ずる快感のこと、五感から入る快適な刺激が、大脳に入り、自律神経系（交感神経と副交感神経とがあります）に作用して、交感神経が興奮すれば感動し、副交感神経が働けば癒やしになり、自律神経系のバランスがよければ、内分泌系、免疫系のトライアングル機能が働き、恒常性が維持されて、自然治癒力が高まり、健康が維持、増進される、これには、五感健康法の励行がお勧めという主旨で、「好循環の保持」でも「心身一如の実践」でも繰り返し強調しておりました。この健康法実践リーダーは、後に第4章第1節でふれます「五感健康法推進員」と重複する面が多々あります。

第7節　五感という言葉に魅了

本章の冒頭で、「所変われば品変わる」のことわざを紹介しました。国内でも「所変われば」、それぞれの土地により習慣、風俗、文化の違いがあるのに驚かされますが、ましてや変わる所が外国になりますと、言葉の違いはもちろん、日本国内間での「所変われば」の比ではなく、習慣、風俗、文化には大きな違いがあります。その違いを捉えるのは、言葉がだめなら五感から以外はありません。視覚、聴覚、嗅覚、味覚、触覚の五感だけでなく、意識も加えた、仏教でいいます「六根」、いわゆる第六感で違いを捉えるのではないでしょうか。捉え方には、個々人の感受性により異なりますが、その感受性は生来のものであると同時に生後の成育過程によるものでしょう。いずれにしろ、生まれて初めての外国、ドイツの地に立った瞬間(1971年)、私の五感は、強烈な刺激を受けました。それゆえに、この1971年以降の自分史を書こうとしました。

国内では、私は転居の経験が多い方ではないかと思っています。第1節でも述べましたように、私は愛知県新城市の出身ですが、私が住んでいたころは村(八名郡八名村中宇利)で、後に合併して市になったにすぎません。そのような田舎から移り住んだ最初の町は、岐阜県各務原市、当時の稲葉郡那加町で、私には、アメリカ人の目立つ、ハイカラな町に映りました。私には町に来たという印象が強かったのですが、京都市や島根県、広島県などからの同期入学生には那加町が田舎に見えたらしく、「こんな田舎とは知らなかった」とぼやいていました。このとき、出身地により感じ方がかなり違うものだなと実感しました。それは、育った環境や文化の違いからでしょう。その後、岐阜市に移り住みましたが、数年して1年間、上京することになりました。私のような田舎者は、東京の人の多さと喧噪のひどさに戸惑うばかりでした。また、私には大都市の空気が合わなかったのでしょうか、秋口に全身に湿疹ができ、苦闘しました。岐阜に戻りまして、半年後、今度は、飛騨の神岡町で3か月、過ごすことになりました。交代要員がいないので、3か月延長して、結果的には半年間、神岡という雪国に滞在し、越冬したことになります。このときは妻と一緒でしたが、雪の深い街での生活にうんざりしました。幸い、岐阜大学公衆衛生学教室の兄弟子に当たる内科医師が近くの社宅に住んでいましたので、毎日のように社宅に誘っていただき、慰められ、感謝したものです。

故郷の田舎、那加町、岐阜市、東京、神岡町、それぞれ文化も違いますし、習慣にも違いがあり、言葉づかいに若干の違いがありましたが、なにせ日本国内のことですから、すぐに住めば都になってくるものです。ところが、ドイツ滞在では、1年経てば、少しは住み慣れてはきましたが、日本では味わえないような視界いっぱいに広がる麦畑やぶどう畑の風景、ベルリン交響楽団の演奏、濃厚な味のドイツ料理のいろいろ、町の空気のにおいや風、大規模な健康棚からのマイナスイオンの噴霧、杖を突きながら散歩している高齢者の姿など、いずれも初めて見る風景や雰囲気が深く焼きつきました。

先の第3節に、ティク・ナット・ハン師の『般若心経』のことを記述しました。そこに、「すべてのもの」は、十八界で構成されているということを引用しました。すなわち、目、耳、鼻、舌、体、心の「六根」と、色、音、匂い、味、触覚、意の「六境」とが接触して「六識」、すなわち眼識、耳識、鼻識、舌識、身識、意識が生まれます。六根は感覚器官、六境は感覚器官が捉える対象のことですが、この両者を接触させる六識が成立します。根、境、識いずれも相互存在してこそ五感が働いてくるようです。

情報が入ってくる入り口、六根を清らかにすることを「六根清浄《ろっこんしょうじょう》」というそうです。白装束に身を包んだ信者たちが連呼している言葉です。六根を清らかにして山登りをするための掛け声ですが、貪欲、怒り、愚痴の仏教でいう三毒を捨てて、ポジティブな姿勢でプラスのエネルギーを享受すれば幸運な人になれるといいます。五感は、自然環境、人為環境からの情報の入り口ですので、私たちもプラスのエネルギーを享受するようにすれば、脳は活性化するのではありませんか。

五感は、語感の良い言葉です。また、五感は、健康に有意義な言葉です。五感を用いた健康法は、魅力ある健康法に聞こえませんか。１９７１年の初渡航以来、「五感」という言葉に魅力を感じ、その五感という文字を見れば、それに興味をもって、すぐに読みあさるようになりました。

第2章

五感と大脳

第1節　大脳の各部位とその働き

1．般若心経と大脳

第1章の第3節で述べましたが、般若心経の中にある「無」や「空」について、訳書『般若心経』の著者であるティク・ナット・ハン師は、独自の見解を披露しています。五感の一つ、視覚を例に取り上げて、「見るということ」を解説しています。「〝見る〟ことは、どうして成立しているのでしょうか」という疑問に答えています。視覚の受容器は、環境の中のある像をとらえるだけの役割を持っています。受容器がとらえた像は視神経を通り、中継点の視床を経由して後頭葉の感覚野に到達して、はじめて像が映ります。しかも、これだけでは像が何であるのか、どのような像なのかの理解ができません。後頭葉だけでなく、頭頂野、側頭野、辺縁系の側坐核や扁桃体などを通過しながら、前頭前野に伝えられて、初めて何を見て、どう感じたかがわかるのです。このうちのどれが欠けても〝見る〟ことはできません。すべてがそろって、はじめて視覚が働き、〝見る〟ことができるのです。般若心経では、眼も形(対象)も眼識も、それぞれは「空」「無」でありますが、これら、すべてがそろって、インタービーイング(相互存在)して、初めて〝見る〟ことが成立すると解釈しています。

私は、これでやっと、般若心経の中の「空」や「無」がなんとなく理解できるようになりました。

この般若心経の解説書でも、また、各社の新聞や雑誌の健康欄でも、最近はテレビ番組の健康講座でも、前頭前野、視床、視床下部、海馬、扁桃体、側坐核、A10神経系、などの医学専門用語が、ポンポンと登場しています。これらは、大脳の、どのあたりにあるのか、そして相互にどのように結びついているのか、脳の解剖学のテキストを参考にしながら、まず、大脳の構成要素である神経元から簡単に解説してみたいと思います。ここに記載しました内容の大部分は、拙著『五感健康法のすすめ』からの再掲です。

2．ニューロンとは

大脳を構成していますす千数百億個の細胞の、1個の神経細胞は、細胞核のある細胞体、他の細胞から入力を受ける樹状突起、他の細胞に出力する軸索とからなっています。この1個のことを神経元（ニューロン）とい

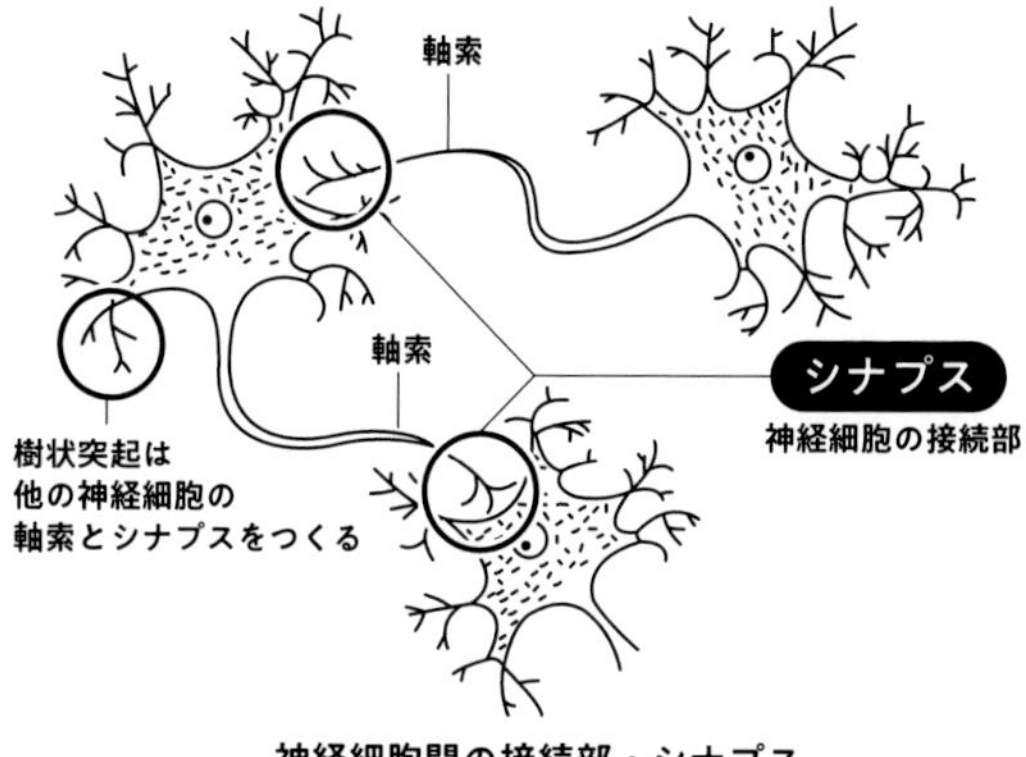

神経細胞間の接続部・シナプス

います。このニューロンは、脳の重要な仕事である電気的信号の伝達に直接関係しています。神経伝達物質という化学物質がニューロンを刺激しますと、そこが興奮して活動電位を起こし、次のニューロンに信号を伝えます。多くのニューロンが脳内でネットワークを形成しています。ニューロンどうしの接続部、中継部、これをシナプスといいますが、ここに化学物質が関与しています。化学物質として、アドレナリン、ドーパミン、セロトニン、アセチルコリンなど何十種類もの物質が見つかっています。神経伝達物質はニューロンの軸索突起の先端にある終末部から出て、ニューロンとニューロンの間や、ニューロンとその他の神経細胞との間のシナプスで働いています。

3．大脳内の構造

脳は頭蓋骨内にあり、大まかに「大脳」、「小脳」、「脳幹」からできています。

脳全体の神経細胞数は千数百億個といわれています。そのうち、大脳の外側の薄い膜を「大脳皮質」といいますが、それは、約１４０億個の神経細胞からなっています。「小脳」は大脳よりも小さいのですが、神経細胞数は１０００億個もあります。

「大脳」は、思考、言語、記憶、感覚、運動の中枢です。

「小脳」は、からだの平衡、手足の運動の中枢です。

「脳幹」は、生命維持の中枢です。

「脳幹」は複雑で、「間脳」、「中脳」、「橋」、「延髄」からなっています。頭蓋骨に続いて脊柱管があり、その中に延髄の延長に「脊髄」が連なっています。また、「脳幹」には、神経線維が網の目のように張り巡らされ、その間に神経細胞が豊富に、放射状に分布しています。これを「脳幹網様体」といいます。

脳幹の先頭の「間脳」は、「視床」と「視床下部」とからなっています。

「視床」は、視覚や聴覚などの五感から大脳皮質への中継点です。

「視床下部」は、内臓の活動、体温調整、自律神経の中枢です。

次の「中脳」は、眼球運動や姿勢保持をつかさどっています。

「橋」は、知覚性や運動性の伝導路となっています。

最後尾の「延髄」は、呼吸運動、心臓の拍動の中枢です。

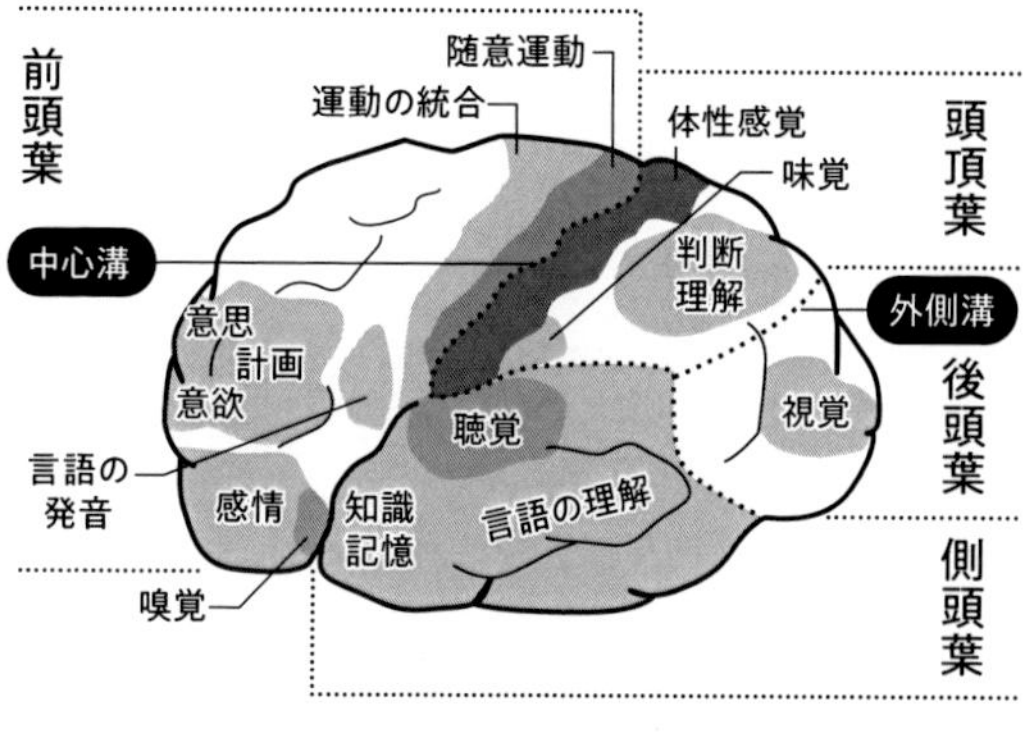

4. 右脳と左脳を結ぶ脳梁

大脳は、「右脳」と「左脳」に分かれており、右脳、左脳それぞれの神経細胞数など構造的にはまったく違いはありませんが、「右脳」は、音楽など情動をつかさどり、「左脳」は言語機能など知性をつかさどるといわれています。右脳と左脳をつないでいるのは「脳梁《のうりょう》」ですが、その中心部に「大脳基底核」があります。ここは、大脳皮質と脳幹を結び付けている神経核の集まりです。その集まりには、「線条体」、「淡蒼球《たんそう》」、「視床下核」、「黒質」があります。

「線条体」は、「被殻」と「尾状核」からなり、うち、「被殻」は、運動系機能を、「尾状核」は、精神系機能をつかさどっています。

「淡蒼球」は、後にふれます前頭前野の運動パターンから適切な運動を選択する役割を担っています。

「視床下核」は、眼球運動の制御、辺縁系への制御を行います。この視床下核は、後に詳述します視床下部とは名称は似ていますが、全く別の部位名ですので念のために記しておきます。

「黒質」は、線条体にドーパミンを送り興奮を抑制します。

脳梁の「大脳縦裂」の深部には、強大な白質板があり、これが右脳と左脳をつなぐ神経線維（2億本以上）の集合体になっています。

5．大脳皮質と前頭前野

「大脳皮質」の表面は、頭の左側面から見ますと、前から「前頭葉」、「頭頂葉」、「側頭葉」、「後頭葉」とからなっています。「前頭葉」は、大脳の真ん中に縦に走っています中心溝より前の部分をいい、「頭頂葉」は、中心溝の後ろで、外側溝の上の部分をいいます。「側頭葉」は、外側溝の下の部分で、「後頭葉」は、側頭葉と頭頂葉の後ろの部分をいいます。

「前頭葉」は、「前頭連合野」と「運動野」に分かれ、「頭頂葉」は、「頭頂連合野」と「一次体性感覚野」とに分かれています。中心溝を挟んで前に運動野、後ろに一次体性感覚野があります。一次体性感覚野の下のほうに「一次味覚野」があります。「側頭葉」は、「側頭連合野」と「一次聴覚野」に分かれています。「後頭葉」は、「後頭連合野」と「一次視覚野」に分かれています。なお、「一次嗅覚野」は前頭葉の底面のところにあり、側面からは見ることができません。

「大脳皮質」は、「新皮質」と「辺縁系」とに分かれています。

「新皮質」は、人間に特徴的である知的な精神活動に関与して

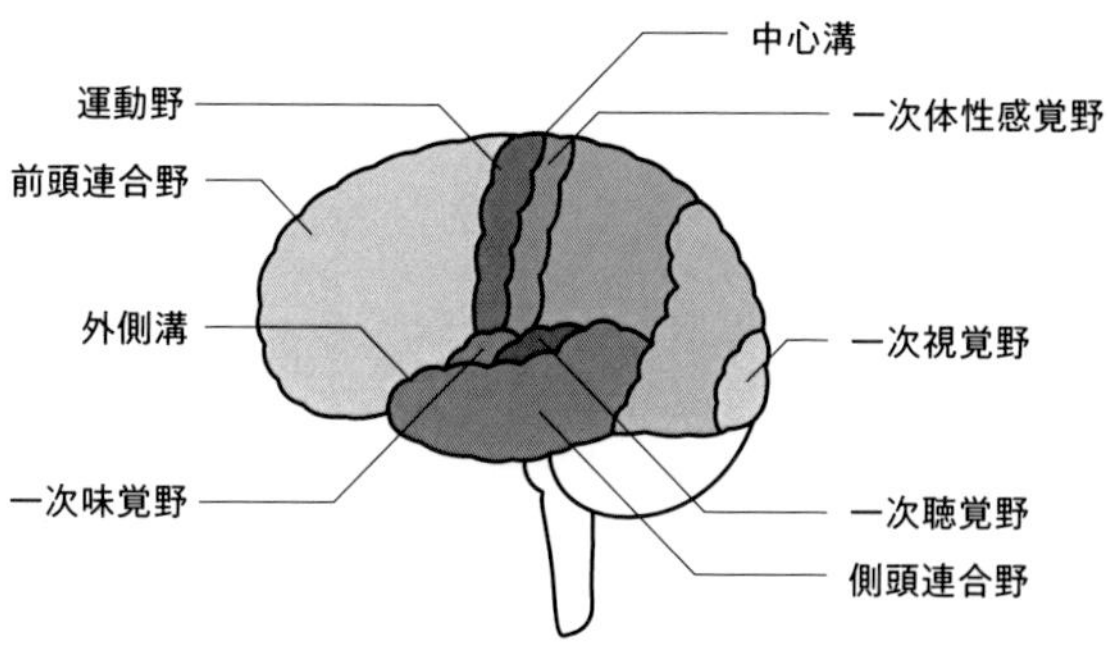

います。「新皮質」は、前記の大脳全表面のうち、中心溝を挟んだ運動野と一次体性感覚野を除いた大脳皮質、すなわち前頭、頭頂、側頭、後頭の各連合野と一次五感覚野のことです。人間の「大脳新皮質」は動物と比べて圧倒的に大きい割合を占めています。とくに「前頭連合野」、これを「前頭前野」ともいいます。大脳表面積を100としますと、前頭葉(前頭前野)は41%、頭頂葉は21%、側頭葉は21%、後頭葉は17%で、この「前頭前野」が、もっとも人間らしい複雑で高度な脳の働きをする部位です。ここでは、ワーキングメモリー(作動記憶)、反応抑制、行動の切り替え、プランニング(企画、立案)、推論などの認知、実行機能を担っています。また、高次な情動、動機づけ機能、意思決定過程をもっています。さらに社会的行動、葛藤の解決、報酬に基づく選択など多様な機能に関与しています。

「前頭前野」は、「脳幹」、後に述べます「大脳辺縁系」から線維連絡を受けています。動機づけや覚醒状態に関する情報も入力されます。「運動連合野」、「基底核」とも相互に線維連絡しています。

前頭前野の腹側面(下部)に「眼窩前頭前野」(眼窩前頭皮質と同義語)があり、そこには五感からの感覚刺激に関して高次な処理を受けた情報が集まります。

6．大脳辺縁系

「大脳辺縁系」は、「新皮質」の内側にあり、「脳梁」、そのうちの「線条体」に覆われるように、「帯状回《たいじょうかい》」、「扁桃体」、「海馬」、「海馬傍《ぼう》回《かい》」、「側坐核《そくざかく》」があります。他に、「脳弓《のうきゅう》」、「乳頭体」、「松果体」などもあります。

「帯状回」は、「大脳新皮質」の内側面で「脳梁」の辺縁にあり、辺縁系の各部位を結びつける役割を果たしており、感情の形成と処理、学習と記憶に関わりをもっています。呼吸器系の調整にも関与しています。「視床」や大脳皮質の「一次体性感覚野」からの入力も受けています。帯状回の下部は、前後方向で脳梁に沿いながら、前部帯状回から後部帯状回、海馬傍回と連なっており、辺縁系の各領域を結びつける固有の役割を果たしています。な

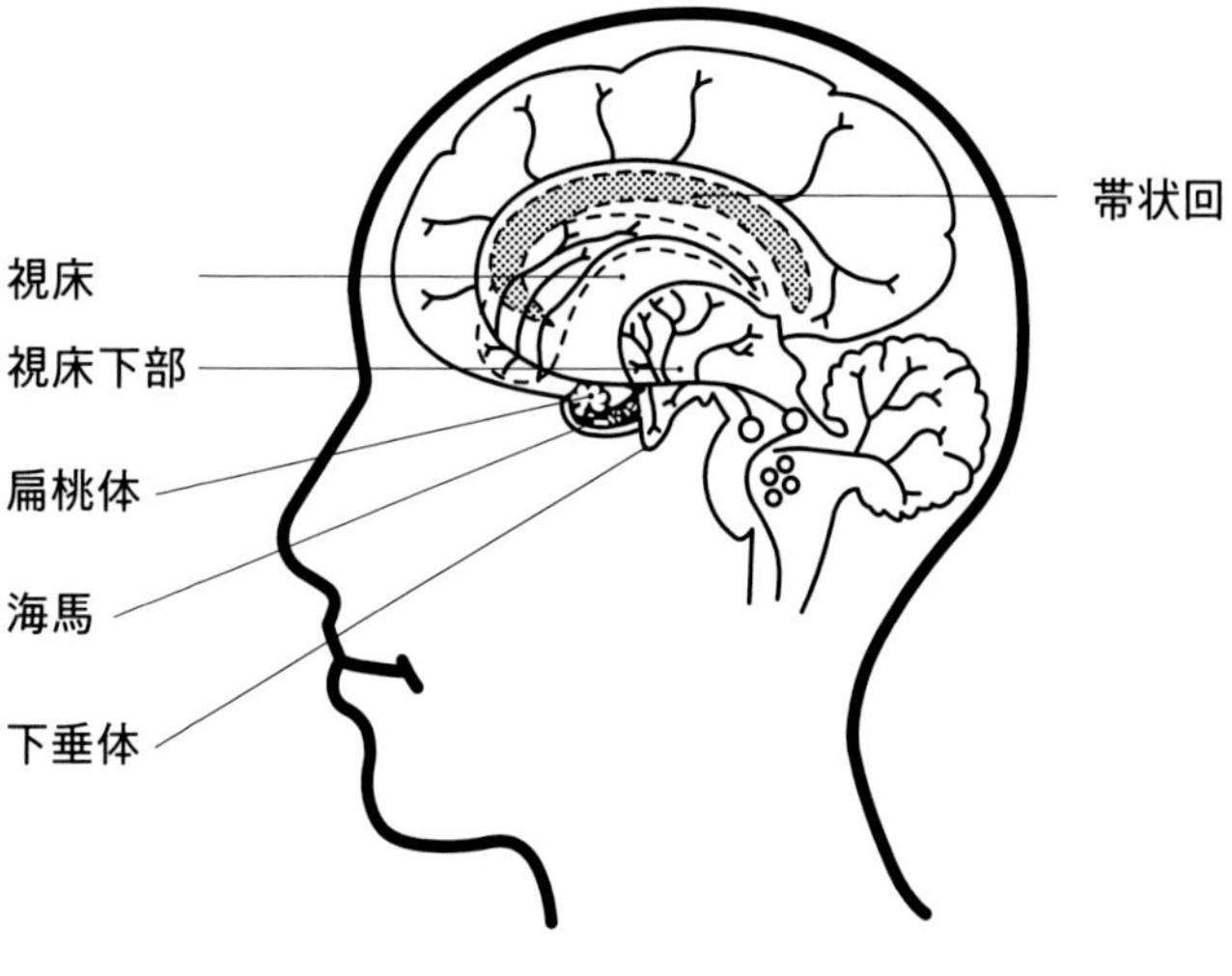

かでも「前部帯状回」は、血圧、心拍数、情動に関連しています。「後部帯状回」は、物事への欲求に関連しています。また、長期記憶とワーキングメモリー（作動記憶）とを結びつける役割もあるようです。「海馬傍回」は、自然や都市風景など地理的風景の記憶や顔の認識に関与しています。

「嗅覚」の情報は大部分、直接、「一次嗅覚野」に入力されます。他の四つの感覚の情報は、間脳の中の「視床」にある中継核に入り、そこを経由して、それぞれの大脳皮質の「一次感覚野」に入力されます。ところが、五感からの情報は、一方、「視床」の中継核から直接、「扁桃体」に入力されるものもあります。その「扁桃体」は視床下部の近くにあります。

「扁桃体」は、恐怖感、不安、悲しみ、喜び、直観力、痛み、記憶、価値判断、情動の処理に関与しています。この扁桃体に隣接して「海馬」があります。この「海馬」は、記憶をつかさどっています。それも永続的な記憶ではなく、新しい記憶を蓄えています。一度、以前に見たことがあるような記憶、出来事や風景を思い出すことによって意識にのぼらせます。これを認知記憶とか陳述的記憶といいますが、これには「海馬」が強く関与しています。

「側坐核」は、快感をつかさどっています。ＧＡＢＡ（自律神経のバランスを整える成分）の産生に関与するようです。

「脳弓」は、海馬から出て乳頭体、中隔核に至る神経線維束で、脳梁の下で左右対をなして弓の形をしています。

「乳頭体」は、脳下垂体、松果体とともに視床下部に含められています。

「松果体」は、視床下部の下のほう、下垂体の上にあります。ここは、メラトニンを生成する機能をもつ内分泌器官です。日内リズムを生み出しており、太陽の光に当たるとセロトニンが生成され、夜になって光が減少すると、メラトニンがセロトニンから生成されます。近年、ジメチルトリプタミンが、メラトニンと同様、セロトニンから生成されることがわかってきたようです。これは天然の幻覚剤といわれています。

第2節　嗅覚の中枢

「嗅覚」は、前節でも述べましたように、他の感覚とは異なっていますので、ここで、簡単に解説しておきます。

においい物質が、鼻腔に入りますと、鼻上皮という粘膜に溶け込み、そこからにおい物質を鼻細胞の鼻毛が感知し、細胞内で電気信号となり「嗅神経」に伝わり、嗅球(終脳《しゅうのう》の終末端)に入ります。

さらに、ここから前梨状《ぜんりじょう》皮質、扁桃体、視床下部、大脳皮質嗅覚野、眼窩前頭皮質などに伝わり、いろいろな情報処理をして、においとして認識されるようです。嗅覚が、本能的に感情を引き出すのは、この脳内における複雑な信号の流れに由来すると考えられています。においでの回想は、聴覚より古い過去までできるようです。また、においは、五感の中で、もっとも感情を揺さぶるようです。

嗅覚は、味覚と同様に化学性感覚ですが、嗅覚を起こす物質は揮発性を有しています。嗅覚は味覚の約2万倍とかなり敏感ですが、また、慣れやすい性格をもっています。においの感覚は、個人差も極めて大きく、また同一人でも変動が激しいのが特徴です。一般に年をとるにしたがって嗅覚は減退するようです。また、湿度の高いところでは、においの伝達が早まるなど環境にも影響されやすいところがあるようです。

第3節　視床下部から恒常性維持の働き

1.「視床下部」の役割

「視床下部」は、本章第1節3でもふれましたように、間脳に位置し、内分泌や自律機能の調節を行う総合中枢です。多くの神経核から構成されており、体温調節やストレス応答、摂食神経や睡眠・覚醒など多様な生理機能を協調して管理しています。交感神経・副交感神経機能や内分泌を統合的に調整して恒常性維持に重要な役割を果たしています。系統発生的には古い脳領域で、摂食行動、性行動、攻撃行動、睡眠といった本能行動の中枢です。

視床下部の下垂体門脈系は下垂体前葉と繋がっており、甲状腺、副腎皮質、性腺を刺激するホルモンを分泌し、下垂体門脈を経由して下垂体前葉からのホルモン分泌を調整しています。下垂体後葉には、視床下部から軸索を経て、バゾプレッシンとオキシトシンを放出しています。

視床下部にある神経核の主なものを記します。

「弓状核（漏斗核《ろうと》）」は、成長ホルモン、甲状腺刺激ホルモン、性腺刺激ホルモンの放出ホルモン、あるいは放出抑制ホルモンを合成しています。摂食行動とも関連しています。

「室傍核《しつぼう》」は、副腎皮質刺激ホルモン（ACTH）を産生、分泌しています。室傍核の外側部では、オキシトシンやバゾプレッシンを合成しています。また、脊髄の節前ニューロンや迷走神経背側核に投射し、交感神経と副交感神経の中枢として重要な働きを担っています。

「視交叉上核」は、自律的に概日リズムを刻み続けています。明暗の情報を目から受け取って体内時計を外界と同調させています。受け取った情報を松果体に伝えています。

「視索上核」には、神経ホルモンであるオキシトシンやバゾプレッシンを産生する細胞体が存在しています。オキシトシンは分娩時の子宮筋収縮や授乳時の乳汁射出に働きます。バゾプレッシンは腎集合管に作用して水の再吸収を促進し、抗利尿ホルモンとして働いています。

「乳頭体」は、海馬から脳弓を介し、視床前核と帯状回を介して海馬への回路を形成し情動と記憶に関与しています。

その他、「腹内側核」(満腹中枢)、「外側野」(摂食中枢、飲水調節、恐怖、怒りなど情動)などがあります。

繰り返しますが、「視床下部」は、「自律神経系」と「内分泌系」とが連結する重要な部位です。この部分が「下垂体ホルモン」の分泌を支配しています。それ故に、「自律神経系」は、「免疫系」とも関係しています。

「自律神経系」、「内分泌系」、「免疫系」が相互作用して「恒常性」(ホメオスタシス)を維持しています。

2. 自律神経系

神経系は、脳と脊髄からなる「中枢神経系」とそれ以外の「末梢神経系」に分けられますが、「末梢神経系」はさらに「自律神経系」と「体性神経系」に分けられます。五感に関与する神経は、このうち自律神経系ということになります。

外界からの情報はすべて五感で受け止めています。五感から電気的信号になり、嗅覚の大部分は直接、大脳新皮質に伝わりますが、嗅覚の一部も含めた五感は知覚神経を介し視床を経由して、一つは、大脳新皮質に伝達され、もう一つは、大脳辺縁系の扁桃体を介して、視床下部に入ります。そこから自律神経に伝達しますので、視床下部は自律神経の高次中枢といわれています。

五感からの情報は、視床下部から下部脳幹や脊髄に「交感神経」または、「副交感神経」となり伝達されます。

「交感神経」は、脊髄の胸髄および腰髄の外側から出て、腹側に回って、脊髄の両脇にある交感神経幹に入ります。その後は、各臓器など全身に分布し、情報を伝えます。

「副交感神経」は、中脳、橋、延髄の下部脳幹と、脊髄の最下部、仙髄から出て、身体全体に延びます。副交感神経は、脊髄の両脇にある交感神経幹と連絡しています。

なお、下部脳幹は、呼吸、循環などの反射中枢ですが、また、副交感神経でもあります。下部脳幹は、十二対の脳神経、すなわち、嗅神経、視神経、動眼神経、滑車神経、三叉神経、外転神経、顔面神経、内耳神経、舌咽神経、迷走神経、副神経、舌下神経の起始部位です。

自律神経は、すべての内臓、血管や分泌腺などの働きをコントロールし、体内の環境を整えています。「自律神経系」は、意思とは関係なく独立して働いていますので、内臓や血管を意思で自由に動かすことはできません。自律神経系は、意識しなくても呼吸をしたり、胃を動かしたり、体温を維持するため汗をかいたりしています。

「交感神経」は、起きているときの神経、緊張しているときの神経、働く神経で、この「交感神経」が働くと末端にノルアドレナリンが放出されます。ストレス状態になりますと、「視床下部」から命令が「下垂体」へ、そこから副腎に下り、「副腎皮質」からコルチゾール（ステロイド）が放出されます。すると、エネルギー代謝が促進し、心拍数が増し、血糖値が上がり、免疫系のマクロファージやリンパ球中のB細胞やT細胞が減少して、免疫力が低下します。

それに対して、「副交感神経」は、寝ているときの神経、リラックスしているときの神経で、「副交感神経」が働くとアセチルコリンが放出されます。アセチルコリンが放出されますと、「リンパ球」が増え、感染症の防御、細胞のがん化を抑制します。すなわち、免疫力が上がります。

交感神経と副交感神経は、一つの器官に対して、互いに相反する働きをしています。

「体性神経系」には、脳や脊髄から全身に向かう神経の道（遠心性神経＝運動神経）と脳や脊髄に向かう神経の道（求心性神経＝知覚神経）とがあります。

3．ホルモン系について

ホルモンは、主として血液を通して各細胞に運ばれ、そこの細胞の働きを調節するための化学物質として作用しています。神経系の神経伝達物質でありますアドレナリン、ノルアドレナリンなどはホルモンと兼ねた働きをしています。

ホルモンは、細胞での物質代謝、血液性状や血行動態などの恒常性を保つために、分泌量や血中濃度を一定にしています。ホルモンの多くは、下垂体前葉ホルモンによって調節されますが、さらに上位の間脳の視床下部からのホルモンによって調節されています。

ホルモンには、下垂体をはじめ、甲状腺、副腎、卵巣、精巣などがありますが、なかでも下垂体は視床下部と連結していて重要です。下垂体は、視床下部の下にあり、下垂体前葉ホルモン、構造的には脳下垂体で、他の臓器からのホルモン分泌を刺激しています。一方、下垂体後葉ホルモン、換言すると神経下垂体は、視床下部からのニューロンの軸索部分を興奮させますと、下垂体から美肌、乳汁、子宮に作用するオキシトシンや尿量を調節するバゾプレッシンが分泌されます。なお、アドレナリンは、自律神経の調整によって副腎髄質から分泌されますが、ストレス反応の中心的役割を担っています。アドレナリンの分泌が増えると血糖値が上がり、心拍数が増し、瞳孔が散大します。

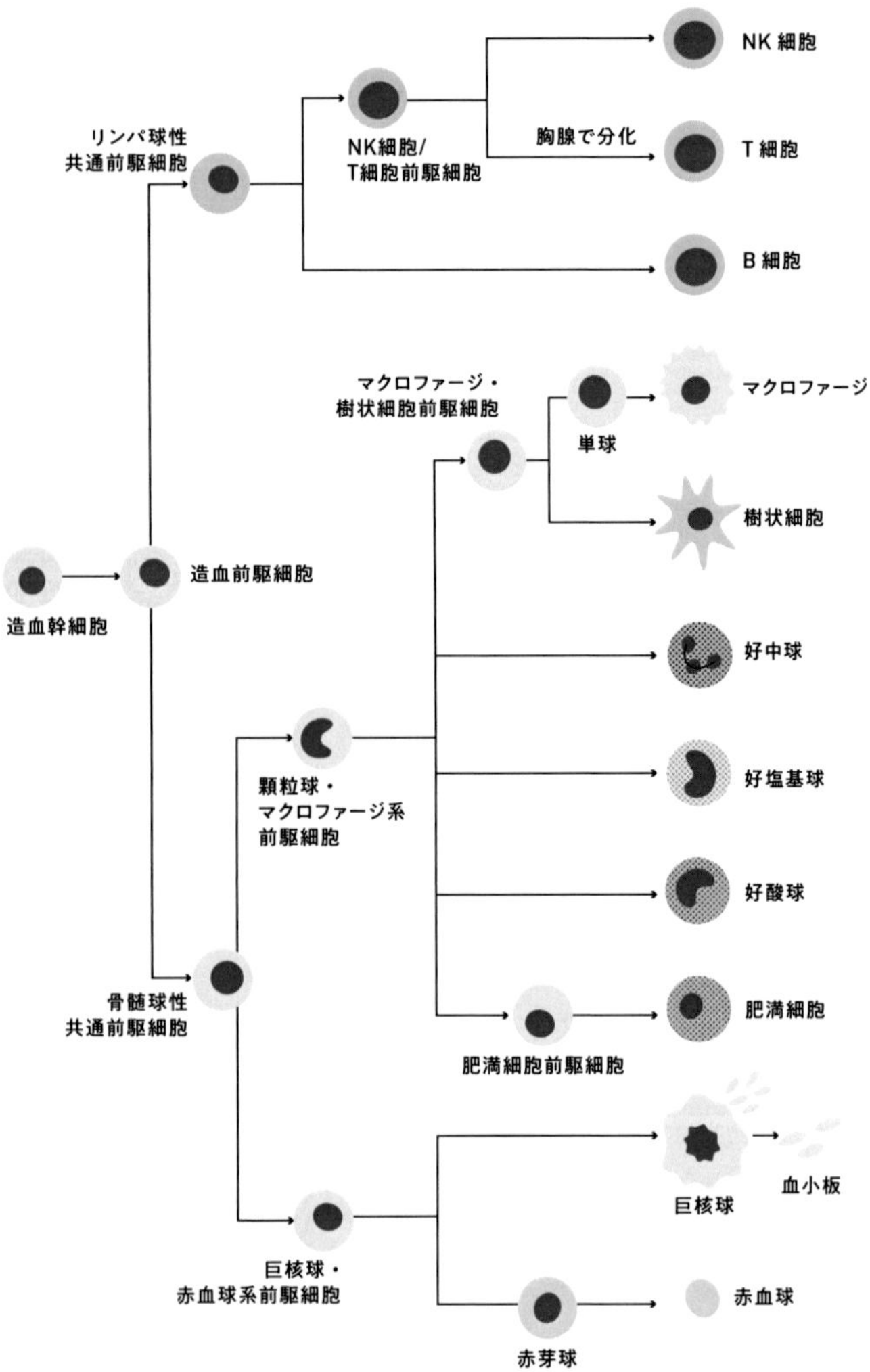

造血幹細胞から各細胞への分化プロセス

4. 免疫系とは

免疫は、体内に自己に不利益な異物が侵入してきたとき、それを選択的に排除する機能です。免疫臓器といえば、胸腺、脾臓ですが、この役割を担う細胞はからだのいろいろなところにあります。そして、これらの細胞が互いに調節し合いながら免疫を成立させています。

血液は、有形成分と液体成分に分かれていますが、有形成分のうち、免疫に関連するのは、白血球です。その白血球のうちの顆粒白血球、すなわち好塩基球、好酸球、好中球は骨髄の骨髄細胞系幹細胞からつくられます。一方、無顆粒白血球、これは免疫に関与しますNK細胞、NKT細胞、リンパ球などを指し、これらも、やはり骨髄からですが、そこのリンパ球系幹細胞からつくられます。リンパ球が胸腺とリンパ結節に運ばれ、胸腺ではT細胞、リンパ結節ではB細胞がそれぞれつくられます。単球はほとんど骨髄でつくられますが、一部はリンパ節でもつくられます。

液体成分である血漿で免疫に関与するのは、たんぱく質で、なかでもアルブミン、グロブリンは重要な役割を担っています。

主要組織適合抗原、これをMHC分子といいますが、これは、からだをつくっている、すべての細胞の表面にあり、自分を規定している分子のことです。この分子は、HLA（ヒト白血球抗原）とも呼ばれます。これは、一卵性双生児以外は個人によりすべて異なっています。そのため個人の識別に役立っています。

ＭＨＣ分子の溝の中に異物としてのたんぱく質の断片が結合しますと、Ｔ細胞に対して免疫反応を起こす物質、サイトカインをつくるように指示します。すなわち、細胞の中で断片となった異物がＭＨＣ分子と化学結合（抗原提示）し、この複合体がＴ細胞の抗原受容体（レセプター）と結合します。するとそのＴ細胞が活性化し、サイトカインを分泌するという仕組みです。

ＭＨＣ分子には、クラスⅠＭＨＣ分子とクラスⅡＭＨＣ分子とがあります。

クラスⅠＭＨＣ分子は、生物のすべての体細胞の表面にあります。主にウイルス感染細胞がつくるウイルスたんぱく質、がん細胞がつくるたんぱく質の断片と結合します。抗原は、細胞質内でつくられ、たんぱく質分解酵素によって分解されたあと、細胞内の小器官である粗面小胞体へ運ばれ、そこでクラスⅠＭＨＣ分子と結合し、細胞表面に出て抗原を提示します。この抗原情報は、ＣＤ８Ｔ細胞（キラー細胞）で認識されます。

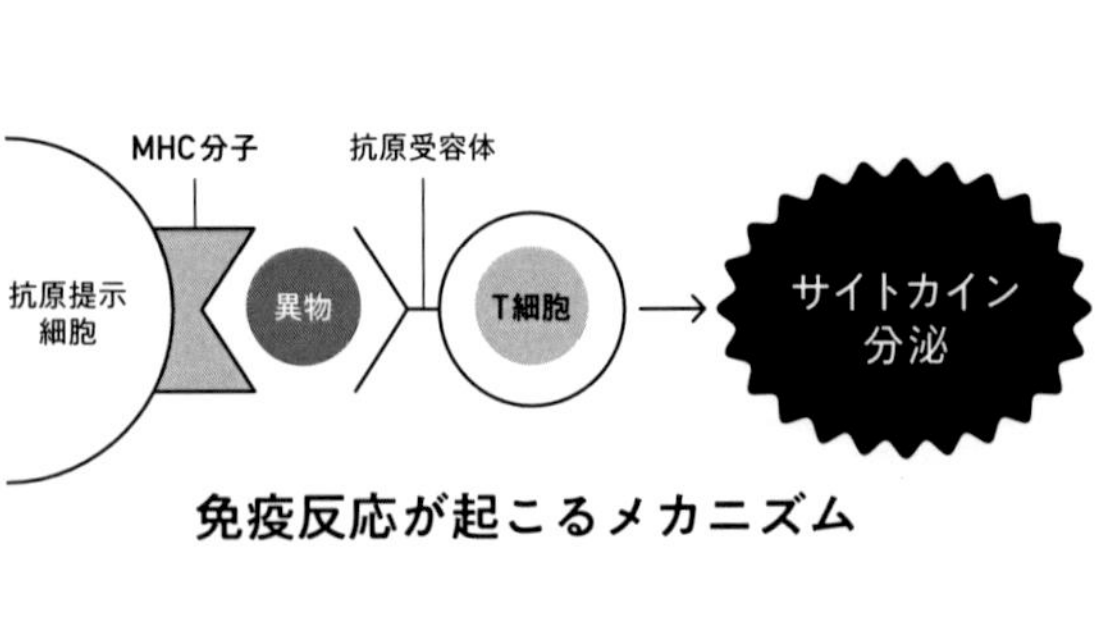

免疫反応が起こるメカニズム

クラスⅡMHC分子は、樹状細胞やマクロファージの表面だけにあります。細菌などの遺物が樹状細胞（抗原提示細胞）に取り込まれたあと、エンドゾーム（細胞内小器官）に運ばれ、そこでたんぱく質分解酵素により分解され、クラスⅡMHC分子と結合して細胞表面に提示されます。この抗原情報は、CD4T細胞（ヘルパーT細胞）に伝えられます。

CD4T細胞としては、分泌するサイトカインの種類によりTh1細胞とTh2細胞とがあります。Th1細胞は、インターフェロン・ガンマで細菌感染反応、ツベルクリン反応など遅延型アレルギー反応の主役となります。Th2細胞は、インターロイキン（IL）・4、5、6などで、B細胞がつくる抗体に不可欠な分子で、炎症反応の主役となります。IL・4、5は、アレルギー発症のサイトカイン、IL・6は、炎症に伴う痛み、発熱を引き起こすサイトカインです。Th1とTh2は、相互に増殖や抑制をして免疫調節の働きをしています。

B細胞は、未成熟期には細胞膜表面にあり、成熟期には抗体として分泌されますので、抗原と直接結合して排除する能力をもっています。

ある種の食物に対してアレルギー反応を起こす人がいます。そばとか卵と聞いただけでもアレルギー反応を起こす人もいます。これは条件反射で、不安をもつ精神状態が直接免疫系に影響を与えてアレルギーを引き起こす例です。

反対に、効用のない薬でもある病気が快方に向かうことがあります。これをプラシボ効果といいますが、これは心理状態が免疫系に作用する例です。このように精神状態と免疫系との関係は深いので、ストレスとも強く関係しています。精神的影響で神経系から免疫系に作用して、病気を引き起こすことが多くあります。病は気からの典型です。

からだの中で起こることですが、抗原が免疫反応を示すものとして、免疫にあまり反応できないために発生する例が、がんです。一方、免疫に過剰に反応して起こる病気が、自己免疫疾患です。からだの外からの影響によることでは、免疫にあまり反応しないために起こる病気の例が、感染症です。それに対して免疫に過剰に反応して起こるのが、アレルギー反応です。

第4節　恒常性維持には

免疫系は、ストレスの影響を強く受けます。大脳でストレスを感じますと、その信号は自律神経系やホルモン系、そして免疫系に伝達されます。ストレスの信号が神経細胞に働きかけると同時に免疫細胞にも働きかけるからです。免疫細胞から出されたサイトカインでありますインターフェロンやインターロイキンなどの物質が神経系に作用します。また、神経系・ホルモン系から出されたエンドルフィンやエンケファリンなどの物質も免疫系に作用します。

ストレスを受けたときの神経系、ホルモン系、免疫系の相互関係は極めて複雑です。ストレスを受けて自律神経系を介する経路と、ホルモン系を介する経路とがあっても、ともに免疫系に影響を与えます。

自律神経系では視床下部から交感神経系が刺激され、ノルアドレナリンが分泌され血糖値が上がります。さらに、交感神経から副腎髄質が刺激されてアドレナリンが分泌され、心臓血管系に作用します。一方、下垂体から副腎皮質が刺激されますと、コルチゾールが分泌され、免疫系に作用します。

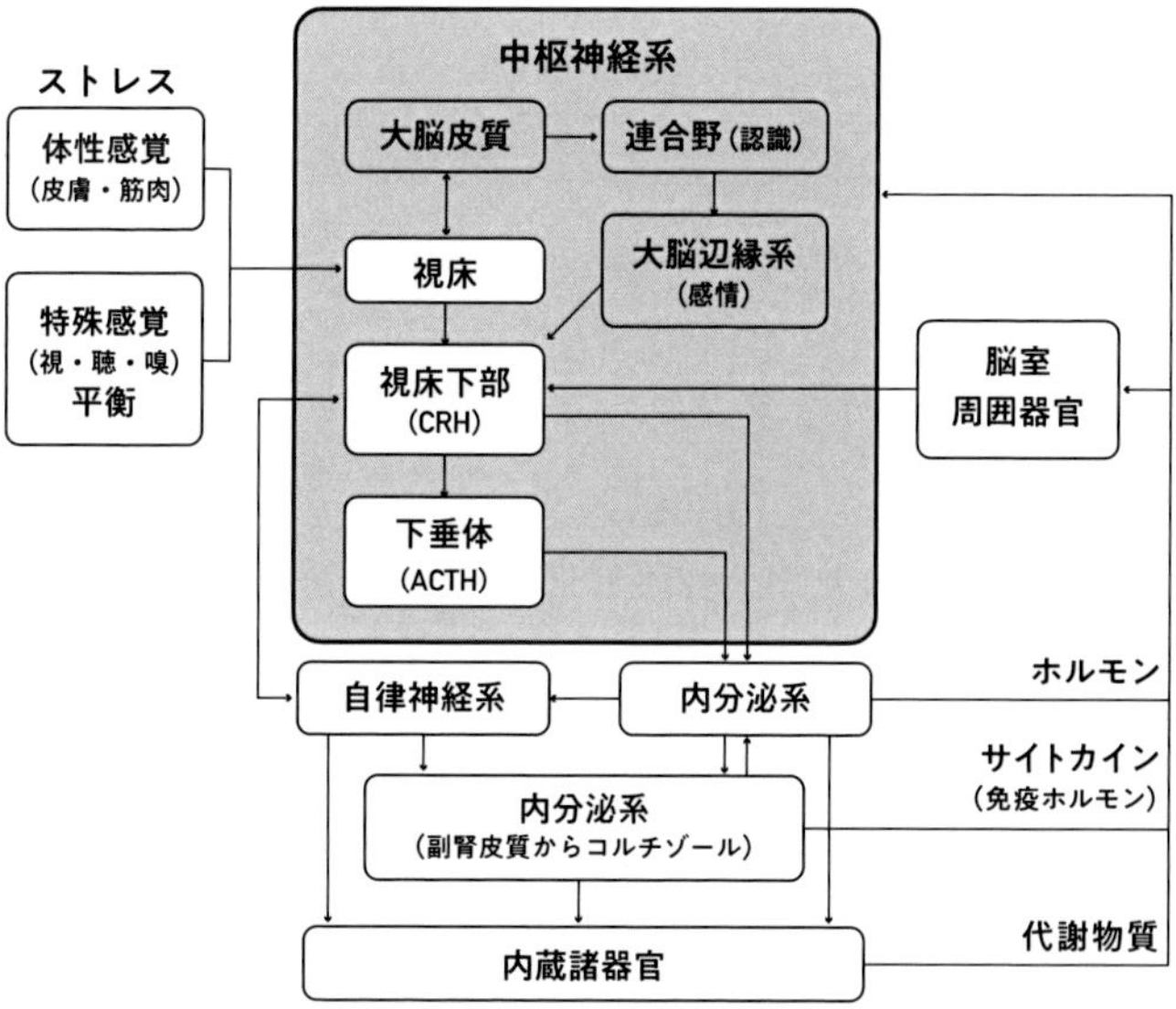

ストレスと神経・内分泌・免疫系の関係
(田野井正雄氏が、久保千春氏の原図を一部改変したもの)

からだを休める代わりに飲酒や喫煙、ストレスなどを繰り返していますと、視床下部から神経系と下垂体を刺激していきます。そうすると、神経系、とくに交感神経が活性化することになりますが、下垂体は副腎皮質刺激ホルモンを分泌して副腎皮質からコルチゾールを分泌します。別名ストレスホルモンと呼ばれています。このコルチゾールの量が増えますと、生体防御に働くリンパ球の数や機能が低下します。免疫系に作用することになります。

栄養状態が悪くなりますと、免疫系の補体の成分が消滅して、感染に対する第一次防御が不能になったり、CD4T細胞が減少したりします。ビタミンが欠乏しますと、免疫系に変化が生じてきます。また、脂肪酸の欠乏や金属とくに亜鉛、鉄、マグネシウムなどが不足しますと、免疫系が正常に働かなくなってきます。

食品微生物ではビフィズス菌や乳酸菌など腸内微生物は免疫賦活作用をもち、がん細胞を抑制する働きがあるといわれています。きのこに含まれている多糖類にも免疫賦活作用があるといわれています。このように栄養と免疫との関係は大変に深いものがあります。

恒常性の維持には、神経系、ホルモン系、免疫系が相互にトライアングル機能を発揮していることが必要であり、これが崩れますと病気になりやすくなります。ですから、神経系、ホルモン系、免疫系の働きを正常に保ち、恒常性維持が崩れないようにしなくてはなりません。それが老化防止にもなります。老化防止には五感の感性が強く関与するといわれていますので、感性を磨くうえにも五感健康法を積極的にすすめていきたいものです。

第5節　快感にからむ脳内部位

健康法の前に、五感をつけた限りは、五感から受けた「快適」な刺激による効果を期待するわけですが、その快適な刺激が脳内でどのように流れるのか、その流れを追求したくなります。脳内には、快感に絡む部位、すなわち、扁桃体、側坐核、腹側被蓋野《ふくそくひがいや》などがあります。快感ホルモンでありますドーパミンの動向に注目していきます。

1．ドーパミンとは

ドーパミンは、中枢神経系に存在する神経伝達物質で、アドレナリン、ノルアドレナリンの前駆体です。運動調節、ホルモン調節、快の感情、意欲、学習などに関わるといわれています。

このドーパミンは、セロトニン、ノルアドレナリン、アドレナリン、ヒスタミンと併せ、モノアミン神経伝達物質と総称されています。

また、このドーパミンは、ノルアドレナリン、アドレナリンとともに、カテコールアミンとも呼ばれています。

脳梁中心部の基底核や中脳辺縁系にドーパミンが過剰になると、幻覚、妄想などが起こりますし、黒質・線条体のドーパミンが減少すると、筋固縮、振せんなどの運動症状が起こるようです。中脳皮質系ドーパミン神経は、前頭葉に分布する報酬系などに関与して、意欲、動機、学習などに重要な役割を担うといわれています。また、新しい知識が長期記憶として貯蔵される際、ドーパミンなどの脳内化学物質が必要になります。なによりもドーパミンは、脳に快感や覚醒をもたらす重要な役割を担っています。

2．側坐核とは

側坐核は、左右両側の大脳半球に一つずつあり、基底核の尾状核頭と被殻前部の透明中隔の外側で接する場所にあります。この側坐核へは、五感から扁桃体、視床下部を経由して入る情動刺激と、中脳の腹側被蓋野から入る刺激とがあります。いずれにしろ側坐核に刺激が入ると、ドーパミンが放出されます。このドーパミンが脳内に心地よい感情をもたらします。側坐核が、快感に関わるシステムを構築する中心的要素であるといわれています。

側坐核は、他に、背側線条体に働きます。特に線条体の被殻に作用して運動の調節をします。

また、扁桃体、嗅結節、帯状回への投射経路を通じて情動行動にも絡むようです。

3．腹側被蓋野とは

ドーパミン系神経は、報酬系神経ともいわれていますが、この神経は、延髄から中脳に向かう腹側被蓋野から出ています。腹側被蓋野は、中脳の1領域で、被蓋腹側に位置し、黒質や赤核に囲まれた内側の領域をいいます。

腹側被蓋野に外側2列（これをA系列といいます）と、内側2列（これをB系列といいます）の神経系が並んでおり、延髄から中脳に向かって順にA系列は、A1神経系からA16神経系、B系列は、B1神経系からB9神経系が並び、A系列の内側に並行してC系列は、C1神経系からC3神経系が並んでいます。

A系列での、延髄から橋に向かうA1神経系からA7神経系は、怒り、覚醒ホルモン、ノルアドレナリンを分泌しますが、中脳から間脳に向かうA8神経系からA16神経系は、快感ホルモンであるドーパミンを分泌しています。

A6神経系は、橋のA系列の中ではもっとも大きく、ノルアドレナリンを多く分泌します。その神経系の細胞集団が青黒いので「青斑核《せいはんかく》」と呼ばれています。

中脳のA系列のA8神経系（赤核）、A9神経系（黒質）からA16神経系が、ドーパミンを分泌しますが、なかでも「A10神経系」の細胞集団の大きさが最大となっていますので、これが快感中枢の中心となっています。

B系列の神経は、覚醒ホルモンの分泌を抑制する働きをし、やがて睡眠を導きますので睡眠中枢として作用します。

C系列は、恐怖のホルモン、アドレナリンを分泌します。

第6節　五感からの快感の回路

①五感から脳内回路

五感健康法の中で、もっとも重要なことは、五感から脳への快適な刺激が脳血流を高め、活性化させることです。そのためには、脳内での快感ホルモンであるドーパミンの流れが重要です。その流れを、扁桃体、側坐核、腹側被蓋野をはじめ、その他、脳内の各部位で探ってみます。

心地よい情動は、脳内で快情動を生みます。いわゆる報酬系と呼ばれる脳内システムが関与しています。このシステムに、扁桃体を中心とした「扁桃体システム」があります。すなわち、五感から入力した情報は、視床を経由して大脳新皮質に流れ、感覚野から前頭前野、なかでも眼窩前頭前野に到達する流れがあります。一方、視床から扁桃体を経由して前頭前野に向かいますが、この視床から扁桃体に直接、入力した、五感からの情報は、美しいか美しくないか、良い響きか不快か、良い匂いか悪臭か、美味しいか不味《まず》いか、感触がいいか悪いか、など、好い・悪いの評価を受けて、それらの情報は海馬に記憶として蓄積されます。扁桃体で評価を受けてから大脳新皮質、特に眼窩前頭前野に流れます。扁桃体から側坐核にも流れます。また、扁桃体から視床下部に伝達されますと、自律神経の反応を高め、ホルモンの分泌に関与します。

扁桃体システムの他に、快感の「側坐核システム」があります。すなわち、報酬系で快情動が生まれますと、その刺激が腹側被蓋野（A10神経系の起点）に入ります。ここから二つのルートに分かれ、一つは中脳辺縁系で側坐核、海馬、扁桃体への経路で、まず、腹側被蓋野からのドーパミンの入力で側坐核の活動が活発になります。食事やセックスなどの多彩な報酬や音楽などもA10神経の活性化に関連しているようです。もう一つのルートは中脳皮質系で、前頭前野への経路です。ドーパミン作動で前頭前野が活性化して、精神活動の高揚や創造性に働きますが、眼窩前頭前野では五感からの情報を収斂《しゅうれん》して報酬系を活性化します。ここのドーパミン不足があると、抑うつ症状や薬物の禁断症状を生むようです。

側坐核から快適ホルモンが視床下部に伝達しますと、視床下部にあります摂食行動、性行動、睡眠などの本能行動の中枢が働きます。それらの本能行動を満たそうとすれば、視床下部から副腎皮質刺激ホルモン放出因子が分泌され、下垂体前葉から副腎皮質刺激ホルモン（ＡＣＴＨ）、βエンドルフィンが放出されます。

以下、五感、それぞれの脳内回路につきましては、拙著『五感健康法のすすめ』から大部分、引用しています。

②美しさの脳内回路

私たち人の情報取得の大半は視覚によるもので、その情報処理には脳作業の87％が使われています。花見、紅葉狩り、森林浴、人為的な祭礼やイベントなどでの衣装・装飾、また、歌舞伎観劇、宝塚歌劇観劇、舞踊発表会鑑賞など、さまざまな所、ものから感動するような「美しさ」を獲得します。

少し生理学的、物理学的になりますが、外界の色、有形のものなどが、さまざまな波長をもつ光として眼底の網膜にある視細胞にあたります。網膜には錐状体と杆状体《かんじょうたい》という視細胞がありま す。錐状体は波長の情報を受けます。４００ナノメートル（紫、藍、青）から７００ナノメートル（黄、橙、赤）で波長の割合を計算して色を識別します。赤の波長が多ければ赤、青の波長が多ければ青で、緑は５００ナノメートルで中間的な波長です。

その波長ごとの光の強さが閾値（緑はこの閾値が最も低い）以上になっていれば、この視細胞が光の受容器ですから、その中で光から化学変化して活動電位となり、その刺激が視神経を流れます。杆状体は感度がよく、色は感じませんが、明暗を敏感に感じ取ります。この活動電位は視神経を進み間脳に入る前に交叉します。さらに感覚情報の中継点になっております視床にある外側膝状体を通り、後頭葉の新皮質にある一次視覚野に到達します。しかし、外側膝状体までは延びていない線維もあり、これは主に中脳の上丘で終わり、視覚反射に関係します。目の前に何かが飛んできたときなど無意識にそれを避けようとするのは、この視覚反射の結果です。

ここまでは見えているだけの静的な生《なま》の感覚です。さらに活動電位は一次視覚野よりも上位にあります10か所以上あるといわれている二次、三次視覚野で、二手に分かれて、前者の頭頂葉連合野の後部と側頭葉連合野に達します。頭頂葉連合野では目で見たものを空間的関係でとらえます。配置、距離、動きなどが処理されます。後者の側頭葉連合野はモノの形に関する情報を処理します。人の顔、文字などの区分をします。この辺までは知覚です。高次視覚野のそれぞれの箇所で分析した視覚情報を再統合して「何が見えているか」ということになります。「何がどのように見えているか」と認知することができるのは、すでに、別途、視床から扁桃体に流れ、そこで美しいか美しくないかを評価して眼窩前頭前野に入力されている過去の経験と照らし合わせをしているからです。今見えているものが、過去の経験とで照らし合わせて、これは「赤いりんごである」、「大好きな太郎さんである」、「自分の息子である」、「ふるさとの美しい景色である」などと判断するわけです。すなわち、活動電位は後頭葉の高次視覚野にとどまるのではなく、過去の経験と照らし合わせるために前頭前野のニューロンにまで刺激が伝達され、また、後頭葉に戻っているから判断できるのです。

閾値以上の光が視細胞にあたると、モノを認識しますが、人のもつ可視光域には限度がありますので、動物には見えている光でも人間には見えない光があります。代表的なのは紫外線と赤外線です。紫と赤の波長は識別できますが、紫の波長より短い紫外線、また、赤より波長の長い赤外線を感知はしているでしょうが、色としての識別ができません。

また、ほかに濃艶な春画を見ているという刺激が大脳辺縁系に行けば性的本能をくすぐったり、視床下部へは自律神経系に影響を及ぼす刺激になったりします。「見ていること」を通して副交感神経優位な状態から交感神経優位な状態にしたりして、自律神経系のバランスをとっています。

大脳辺縁系・側坐核と腹側被蓋野とで快感を感ずるとすれば、自律神経系、ホルモン系、免疫系に作用し、相互にバランスよく働き、トライアングル機能を発揮し、恒常性機能を支えます。花の色、森林の緑、絵画、景観などが、その恒常性機能を支える働きをしてくれます。

③音の脳内回路

音はさまざまな形で、私たちの健康に影響をもたらしています。①音を聞く、②調べを聴く、③音楽を傾聴する、で脳内の響きはそれぞれです。聴覚刺激から大脳皮質までの経路は極めて複雑ですので、詳細は専門書に譲ります。

快適な音に関した活動電位は、蝸牛から聴神経を通じて、視床、一次聴覚野のルートと、視床から扁桃体、側坐核、前頭眼窩野、前頭前野、中脳辺縁系(腹側被蓋野)の流れとがあります。後者がゾクッとするような感動の回路のようです。これは、食事や性行為、薬物使用時における多幸感に関連する脳内報酬系と同じといわれています。

④香りの脳内回路

「におい」には、さまざまな解釈があります。臭いは「くさい」とも読むように、「ゴミの臭い」、「下水の臭い」、「大気汚染の悪臭」など不快なものが対象ですが、匂いは「花の匂い」、「香水の匂い」など、好ましいものが対象です。ニオイとカタカナ表記すると好ましくないにおい(臭い)を表わすことが多いとか。香りは匂いと同義語で、良いにおい、良い感じがする、美しいといった意味があるようです。香りには悪い意味はなく、高級な印象を与えますので、五感健康法では、香りを用いたいものです。

鼻腔内の上皮には、香り分子を受ける受容体があります。ここで、その分子によって嗅神経が興奮し微妙な電位変化を起こします。これが、嗅神経から嗅球、嗅索を経由して扁桃体に入ります。嗅策は扁桃体以外の周辺にもつながっています。このことが、嗅覚を複雑にしています。扁桃体で、香りが快か不快かを評価して、隣の海馬に情報を流します。

扁桃体からは、視床下部、視床、大脳皮質の嗅覚野への流れがありますが、大脳辺縁系に直結してもいます。香りは、直接的な刺激を脳に与えますので、香りで強烈な記憶再生を発することがあります。私には、ゆりの香りが悪いにおいになっています。岳父の告別式のとき、葬儀場の祭壇に「ゆりの花」が多数飾られていました。この花の香りを2日間、嗅いだせいか、この香りが強烈に記憶されてしまい、その後、ゆりの匂いを嗅ぐたびに、父を思い出すと同時に、葬儀場を思い出すようになりました。私には、ゆりの匂いは、いやな臭いになっています。一方、ラベンダーの匂いは、私には癒やしとなる香りとなっています。しかし、ラベンダーの匂いは嫌いだという人もいますので、嗅覚は、過去の体験、出来事によって、大きく異なるのかもしれません。遺伝的感性には大きな違いがありそうです。有害な硫化水素の臭いを0・3ppmで感知するのが通常ですが、0・0081ppmで感知する人もいますので、嗅覚は個人により大きな違いがあります。

⑤快食への脳内回路

五感から得た、味、香り、色、形などの外観、温度、歯ごたえなどの食べ物の情報は、味覚、嗅覚、視覚などの大脳皮質の各感覚野、さらに各皮質連合野に伝えられ、最終的には前頭前野に伝えられます。

五感から得た食べ物の情報と、血糖値など生理的な状態の情報は、扁桃体へ伝わります。ここで、記憶や体験など過去の情報と照合して食べなれていて安心して食べられるなどの手がかりをもとに、食べて好ましいかどうか、すなわち、美味《うま》いか不味いかを判断します。

「三つ子の魂、百まで」というように、子どものときに刷り込まれた食べ物の好き嫌い、味の好みなどは、大人まで続くものです。

嗜好は、扁桃体から視床下部へと伝わります。視床下部は、扁桃体の近くにあり、摂食中枢、満腹中枢もあります。好ましい食べ物の場合は摂食中枢が刺激されます。そうすれば、食欲が増し、美味しく味わって食べることができます。すなわち、快食が成立します。腹八分目が快食の目安かもしれません。

『無理なくやせる脳科学ダイエット』（主婦の友社、２０１８年）の著者、久賀谷亮氏によりますと、食欲は食べ物への依存から生まれ、腹側被蓋野と側坐核にある快楽中枢の活性化によるというのです。食欲は、扁桃体、海馬などと回路を結んでいる後帯状皮質が活性化すると増加するようです。

食べ物が糖質に分解され、それが被蓋野や側坐核を刺激すると、ドーパミンが分泌されて、快楽を高めるようです。久賀谷氏は、快楽中枢には、狂いやすい環境が整っているというのです。摂食中枢と満腹中枢のバランスが崩れやすい、例えばストレス社会では、むしゃくしゃして甘いものを食べる、すると気持ちがよくなる、これが習慣化し、もっと強い刺激を求めると依存症になるというのです。

⑥よい感触への脳内回路

皮膚感覚には、触覚、痛覚、圧覚、温覚、冷覚、振動覚などがあります。この他、触覚、痛覚、圧覚、温覚、冷覚などの複合感覚で、かゆみ、くすぐったさ、湿っぽさ、ベトベト感などがあります。皮膚面積は、成人では1・8平方メートルで、外部情報の入り口は他の感覚よりはるかに広く、そこに触、痛、圧、温、冷の感覚受容器が点在しています。

感覚受容器が刺激を受けますと、知覚神経を経由して脊髄に伝わり、そこから脳幹、間脳の視床を経由して、新皮質の一次体性感覚野にいきます。脊髄を上向して視床に入ってきた情報の一部は、扁桃体にいきます。ここで他の感覚と同様、良いか・悪いかの評価を受けます。これらの情報は海馬に記憶データとして蓄積されていきます。ここから眼窩前頭前野に収斂されて、側坐核、視床下部に流れ、自律神経系への作用があることでしょう。動物介在健康法として犬、猫を抱き、愛撫するとその感触の良さで、視床下部を経由し下垂体からオキシトシンが分泌されるようです。美肌効果もあるようです。

第3章

療法と予防法と健康法

第1節　療法とは

一般には、健康法はよく使う言葉ですが、いざ保健医療福祉の場になりますと、健康法とか予防法よりも、療法とか治療という言葉を使いたがる傾向があります。

療法とは、病気の治し方、治療の方法をいいます。保健医療福祉の場で、一般には転地療法、食事療法などのように用いられます。対症療法という言葉もよく聞きますが、これは主要な「症状」を軽減するための治療で、自然治癒能力を高め、治癒を促進する療法になります。さらに、根本的な対策とは離れて、「『表面に表れた症状、状況』に対応して物事を処理すること」との意味もあるようです。

対症療法の目的に、生活の質（QOL）の改善、合併症の予防、体力、自然治癒力の維持、悪循環の防止などがあります。いずれにしろ対症療法の対症は、「ある病気、病状」に特化していますので、現在のところ、「ある病気、病状」はなく、健康である人を対象とすれば、療法は適当な用語とはいえません。かつて、岐阜県には音楽療法研究所がありましたが、一部は病気の人も対象にしていましたけれども、大部分は健康者を対象としていましたので、音楽健康（法）研究所にすべきではと、私は主張しておりました。しかし、閉所するまで音楽療法研究所でした。人々は病気の治療に関心が強く、療法という言葉に魅力を感じているようです。音楽療法士という有資格者が大勢いますので、今でも音楽健康法ではなく、音楽療法の方がなじみがあり広く普及しています。

第2節　予防法とは

米国の医学者レベルとクラークは、病気には病気の進行を一連のスペクトラム的観点から、次の五つのカテゴリーに分けています。それぞれのカテゴリーに従い、予防対策を立てていくことがよいのではないかと提唱しています。

①健康増進の段階
②ある病気に特化した予防の段階
③ある病気の早期発見と認知・治療の段階
④重症化の防止、障害の制限の段階
⑤日常生活への復帰の段階

各段階は相互に変動しうるものであり、相互に有機的な連携が保たれていなくてはならないといわれています。

ここでいう予防とは、①の段階から②の段階にならないように、②の段階から③の段階にならないようにというように、ある段階から次の段階にならないように防御、防衛することを意味しています。

①と②、すなわち、未だ病気になっていない段階での予防のことを一次予防といい、③と④、すなわち、ある病気を前提にして早期発見、早期治療の段階を二次予防といっています。レベルとクラークは合併症の進展を予防したり、機能障害の進行を予防するという④の段階を二次予防に入れていますが、この④の段階は次の⑤と合わせて三次予防とすべきではないかとも考えられています。すなわち、リハビリテーションの段階です。

一次予防、二次予防、三次予防を併せて予防医学という概念が確立されています。一次予防のうちの②の段階は認知症、糖尿病、がん、脳血管障害、心臓病などのように特化した病気の予防法のことを指しています。それぞれの病気の原因を除去すること、それぞれの病気に対する特異的予防法を駆使することです。

感染症でいいますと、特定の感染症の予防注射を接種することに相当します。さらには、ある病気の予防のためにはそのまた前の病気の予防が必要なときがあります。例えば脳血管障害（脳梗塞、脳出血など）の予防には、その前の原因であります高血圧症や心臓病の予防が必要になります。これらを予防法ということができます。

当時、私も関与しておりましたが、岐阜県老人福祉保健協議会に「老人保健事業の見直しに関する検討会」が設置されておりました。2005年以降の保健事業では、従来の生活習慣病予防に加えて、介護予防対策を事業の柱に位置づけていました。

介護予防における一次予防は、要介護状態になることを予防すること、二次予防は、生活機能低下の早期発見・対応、三次予防は、要介護状態の改善・重症化の予防と考えられます。

介護予防の一次予防には生活習慣病予防の二次予防および三次予防の中間までが含まれています。すなわち生活習慣病の早期よりも病気が進行しており、生活機能の低下の兆しがあるあたりまでを、介護予防の一次予防としています。

一次予防は、レベルとクラークのいう予防医学の五つのカテゴリーのうち、①と②のことです。しかし、それを介護予防でいう一次予防に当てはめてみますと予防医学でのカテゴリーでいえば、①と②と③、場合によっては④も加えたもの、すなわち予防医学（生活習慣病予防）の一次予防と介護予防の一次予防とは、概念が全く異なってしまいますので、注意しなくてはなりません。

例えば、認知症予防となりますと、生活習慣病での一次予防、すなわち①と②の段階になりますが、寝たきり予防ということになりますと、生活習慣病での二次予防に、③と④も加えた段階になります。しかし、介護予防でいえば、いずれも一次予防になります。介護予防での二次予防とは、すでに症状をもっていて、生活機能の低下もみられる患者を対象とした予防活動になります。すなわち、ある病気をもっており「寝たり起きたり」のくりかえし段階から「寝たきり」になりかかった段階を発見し、その対応に取りかかる段階をいいます。介護予防の三次予防では、すでに「寝たきり」状態になってしまっている段階になります。

「予防法」は、認知症、寝たきり、生活習慣病、メンタルヘルス不全などと病気を特化しての働きかけをいいます。五感を頭につけるとすれば、予防法では適切でないのではないでしょうか。「五感」は、病名、病状ではなく、「五感を通して」とか、「五感からの」などというように外部からの情報の入り口だからです。

第3節　健康法とは

健康法は、繰り返しになりますが、健康を保つことを目的として日常的に行われる行為や方法のことです。養生ともいいます。体操の類い、自分で行うマッサージの類い、食事の管理、控えめな飲酒・飲食の類い、呼吸法、瞑想、生活習慣一般など、すべてが健康法です。

第1章第5節で、貝原益軒が『養生訓』の中で、彼自身が健康法と見なして実践してきたことを述べました。

１９７４年、カナダから、「健康は、それまで欧米で想定されがちでありました生物医学的な要素よりも、むしろ環境的な要因や個人の行動そして生活様式が重要な要素である」という報告がありました。環境要因では、本書でいいます五感健康法が代表的ではないでしょうか。日本でも健康づくりの重要性が認識されるようになり、１９８５年、当時の厚生省が「健康づくりのための食生活指針」を作成しています。続いて２００４年には、「食事と運動、健康についての指針」を提唱しています。さらに２００６年には、厚生省と労働省が合体した厚生労働省が、生活習慣病予防のため、「健康づくりのための運動指針」を策定しています。

健康づくりのための健康法とは何でしょうか。現存するもの、既知のものでも数えきれないほどあるはずです。それをどのように実行するかが大切ではないでしょうか。

健康法としては、以下のように数多くあります。

①身体運動：ウォーキング（散歩、犬を連れての散歩など）、ジョギング、ラジオ体操、スイミング、太極拳、合気道、柔道、素振りなど

②皮膚刺激：乾布摩擦、冷水摩擦、青竹など足ふみ、セルフ・リフレクソロジー、セルフ・マッサージ、爪もみ、日光浴、呼吸法（腹式呼吸）、瞑想、ヨーガ、座禅、マインドフルネス、入浴（温泉、健康ランド、銭湯）、ぶら下がりなど

③嗅覚刺激：アーユルヴェーダ、アロマセラピー
④食事：栄養管理（食事回数、量、カロリー）、断食、断酒、禁煙など

これらは、趣味娯楽、民間療法の類いばかりです。すべてが五感健康法といっても過言ではありません。

健康法は、特定の病気を予防するのではなく、いまある健康状態を保つということですので、科学的に何かを証明するのは難しいようです。特定の病気の治療に用いられている手法であれば、すでに科学的に証明されているので、それを健康な人に適応しても何ら問題はないと思います。むしろ健康者には健康増進に役立つはずです。例えば、高血圧症とか糖尿病に有効との温泉療法を健康な人に適応しても害にはならず、むしろだれもが日常的に利用していますから健康増進によいことになります。ならば健康な人には温泉療法とはいわず、温泉健康法と呼称

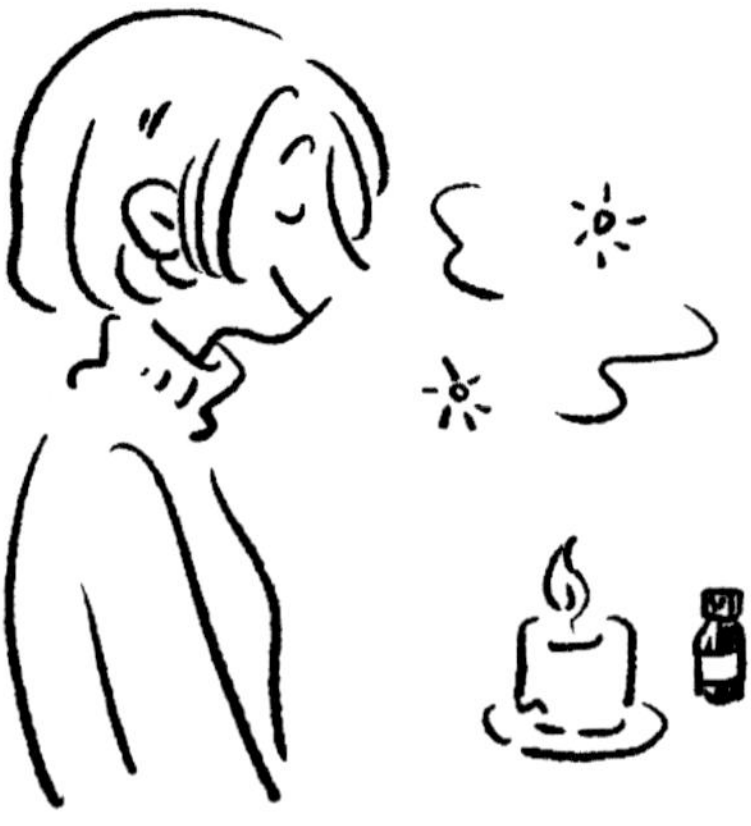

すべきです。前節で述べましたように、精神障害者には音楽療法が有効ということで「音楽療法」という言葉が使われていますが、健康者を対象とするには音楽療法ではなく音楽健康法というべきではないでしょうか。

第4章

五感健康法あれこれ

第1節　老人障害予防センター開設記念シンポから

1．開設記念シンポジウム

２００１年10月に、飛騨市古川町に財団法人岐阜県健康長寿財団老人障害予防センターが設置されることになりました。センター開設に先立って、10月4日、「岐阜県老人障害予防シンポジウム」が古川町総合会館で開催されました。浜松医療センターの金子満雄先生の基調講演「長寿をカクシャクと生きるには～痴呆は心の生活習慣病～」に続いて、「老人障害は五感健康法で予防できるか」のパネルディスカッションが行われました。

パネリストには、カラーアナリストの桶村久美子さん、岐阜県音楽療法士の藤澤玲子さん、国際植物療法協会指導員の堀木巳代子さん、岐阜県飛騨地域保健所益田センター管理栄養士の幅節子さん、岐阜大学医学部東洋医学講座講師（当時）の赤尾清剛さんの5人が依頼されました。それぞれの方には、色彩、音楽、芳香、薬膳、鍼灸の専門的立場で、老人障害、なかんずく認知症の予防に有効であるかどうかの知見と持論を開陳していただくことにしました。

私は老人障害予防センター所長の立場で、そのシンポジウムのコーディネーター役を務めました。私は、２０００年、岐阜大学を停年退官して、当時、労働福祉事業団岐阜産業保健推進センターの所長を拝命しておりました。翌２００１年4月（都合で10月設置となりましたが）、新しく設置される老人障害予防センターの所長にと懇願されました。公務員に準じた財団職員になったばかりでしたので兼任はできず、辞退しておりました。とにかく「月1日の勤務でもよいのですが」と重ねて懇願され、月1日、有給休暇を消化して、無給、旅費のみの所長兼務ではいかがかと、財団本部と交渉しました結果、許可を得ましたので、同年6月に所長の辞令をいただきました。

蛇足ですが、同年9月3日夜、私は脳梗塞で倒れ、その後3週間ほど入院治療を受けましたので、シンポジウムでは声が出しにくくて苦闘しました。

シンポジストの皆さんは、それぞれの専門家として認知症患者に接していましたので、それぞれの「療法」を施した体験が語られましたが、いざ、その療法が、対象が患者でなく、健康な人たちに、健康法として推奨できるかどうかについても話していただきました。すなわち、色彩健康法、音楽健康法、芳香健康法、薬膳食健康法、東洋医学(健康鍼灸マッサージ)が成立するかどうかについての見解を吐露していただいたのです。療法なら医学的にエビデンスを得ていますが、健康法では療法に用いられている手法の模倣ですから、エビデンスは得られておりません。

2．老人障害予防センターと五感健康法推進員

岐阜県老人障害予防センター(2006年に閉所)は診療部門をもっておりませんでした。あくまでも認知症や寝たきりを予防するために活動する施設でしたので、その予防方法、むしろ脳

の活性化の方法を見出し、それを市町村に普及啓発していく役割を果たすことでした。先のシンポジウムで示されたことを基本に、すでに確立されている「五感療法」を、健康または半健康の人たちに当てはめた「五感健康法」を、啓蒙、普及することになりました。すなわち、視覚健康法(色彩または絵画健康法)、聴覚健康法(音楽健康法)、嗅覚健康法(芳香健康法)、味覚健康法(食健康法)、触覚健康法(鍼灸マッサージ健康法、動物介在健康法、温泉健康法など)です。2日間にわたり、それぞれの専門家による講話、実技実習の研修会を開催して、全課程を受講した者には、知事から五感健康法推進員の認定書が授与されました。因みに、すべての受講者は市町村長の推薦を受けた方々でした。

　この五感健康法推進員の方々には、第1に家庭や地域の方々が認知症や寝たきりなどの老人障害になることなく、いつまでも明るく健やかで生きがいのある生活を送っていただくように、それぞれの好み(得意)の五感健康法を実践していただき、第2には、市町村で行っている老人障害予防活動に参画して、さまざまな五感健康法の実践と普及を踏まえて「地域づくり」にご尽力いただくようにお願いしてきました。

　私は、第1の目的にまい進していただく推進員の方々は、最澄(伝教大師)の言葉、「照干一隅《しょうかんいちぐう》」に通ずる実践者、布教者と考えています。「照干一隅」は「照千一隅」の誤りではないかという説がありますように、最澄は「一隅を守りながら、千里(国全体)の広い範囲を照らす、この人材こそが私の宝」と述べておられます。

推進員の方々を、家族や近隣の小さな地域から、やがて範囲を広げて五感健康法という光を地域全体に当てる役割を担っていただくボランティアと位置づけていました。ひいては第2の目的でありますす地域づくりに、五感健康法を用いながら一役買っていただきたいと願っていました。市町村長の推薦で、五感健康法推進員養成講座を受講していただいているわけですからなおさらです。また、保健活動ですので市町村の保健師とよく連携を取りながら活動していただきたいと願っていました。現在も市町村で活躍されていることと思います。5年間で約1000人の五感健康法推進員を養成してきました。

第2節　非日常的・日常的な五感健康法

2007年発行の拙著『介護予防のための五感健康法』(農文協)には、五感それぞれの健康法を掲載しました。同著の目次に記しました健康法のタイトルだけご紹介します。

①視覚を中心とした五感健康法

「花健康法」
「園芸健康法」
「景観健康法」(非日常的)
「色彩健康法」
「計算ドリル」
「磁気ボードで積み木並べ」
「創作児童劇」(非日常的)
「将棋・囲碁・チェス」

②聴覚を中心とした五感健康法

「音読を楽しむ」
「音楽を楽しむ」
「楽器によるリズム」
「歌体操」
「カラオケ」

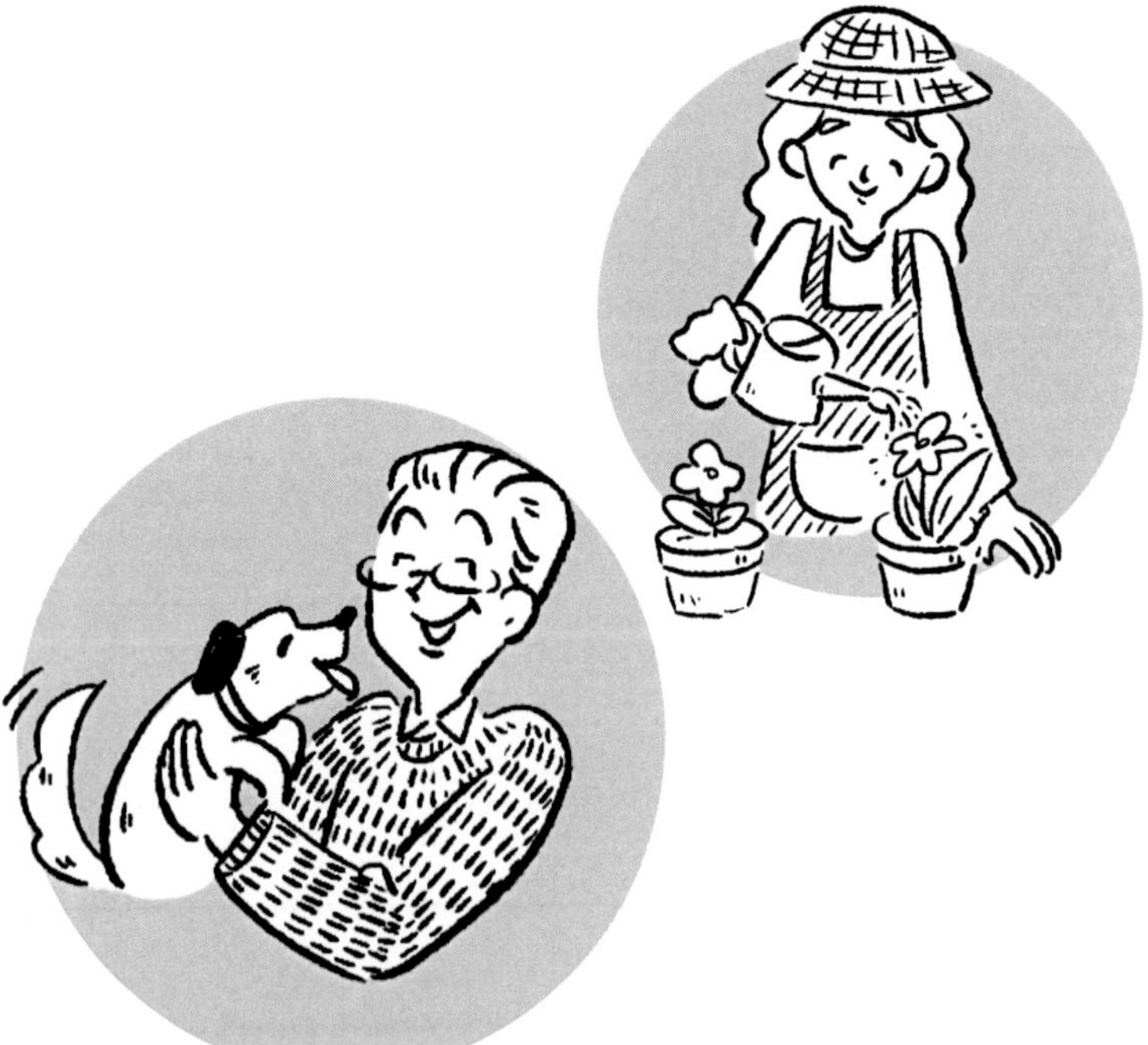

③嗅覚を中心とした五感健康法

「香道」

「茶を楽しむ」

「アロマヘルス」

「森林浴」（非日常的）

「におい回想法」

④味覚を中心とした五感健康法

「回想料理」

「特別料理」（非日常的）

「バランスのよい食生活」

「血の巡りをよくする食事」

「快感神経伝達物質」

「野菜と果物」

「健脳成分ＤＨＡ」

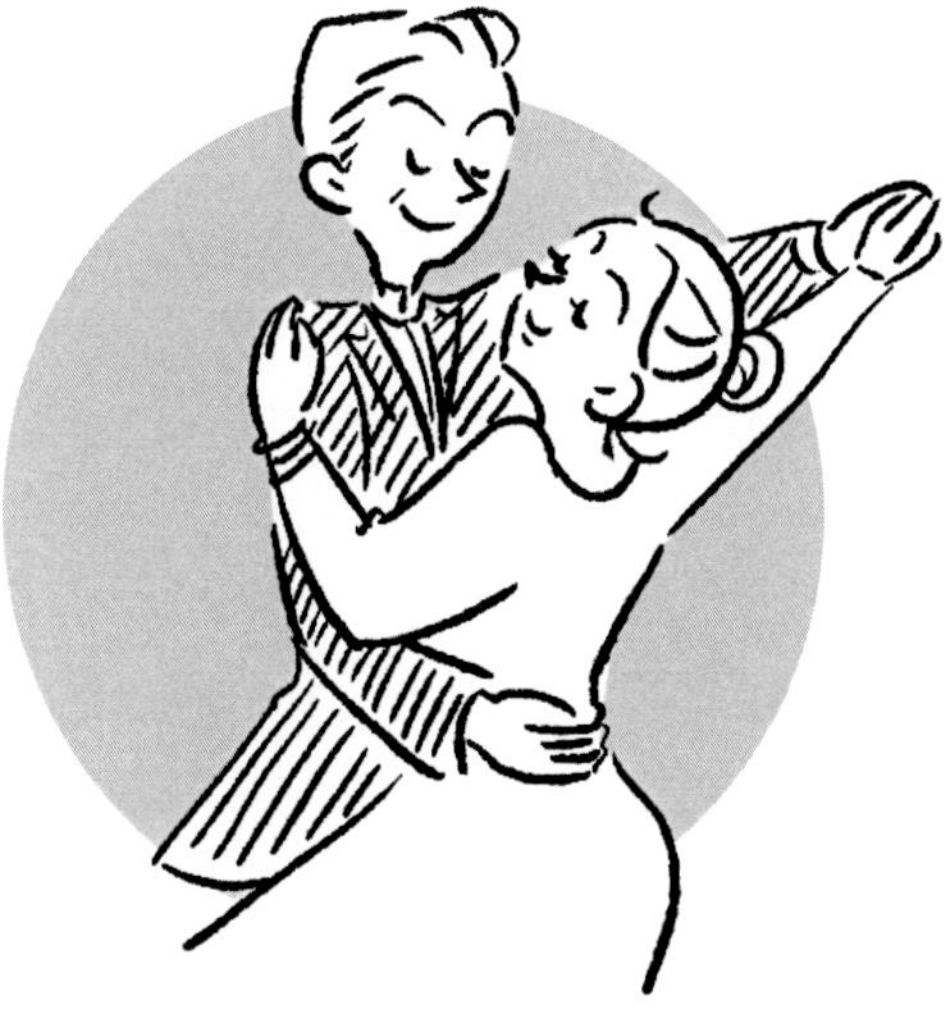

⑤触覚を中心とした五感健康法

「入浴健康法」
「温泉健康法」（非日常的）
「水中エアロビクス」
「アロママッサージ」
「盆踊り」（非日常的）
「地形健康法」（非日常的）
「寺社参り」（非日常的）
「動物介在健康法」
「わら草履づくり」（非日常的）
「爪もみ」
「足裏健康法」
「健康体操」
「呼吸法」
「真向法」
「ストレッチング」

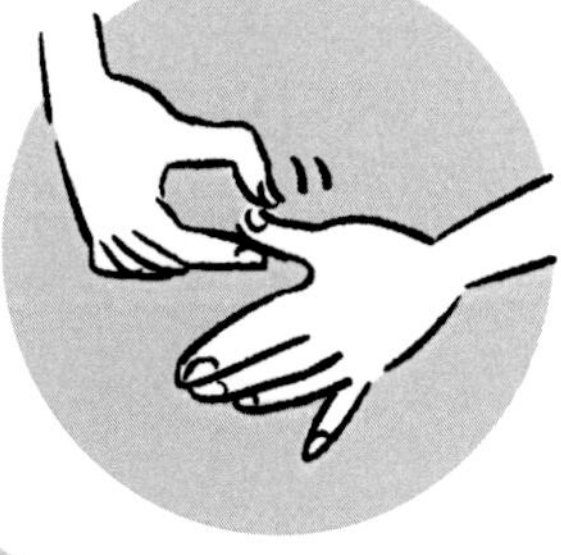

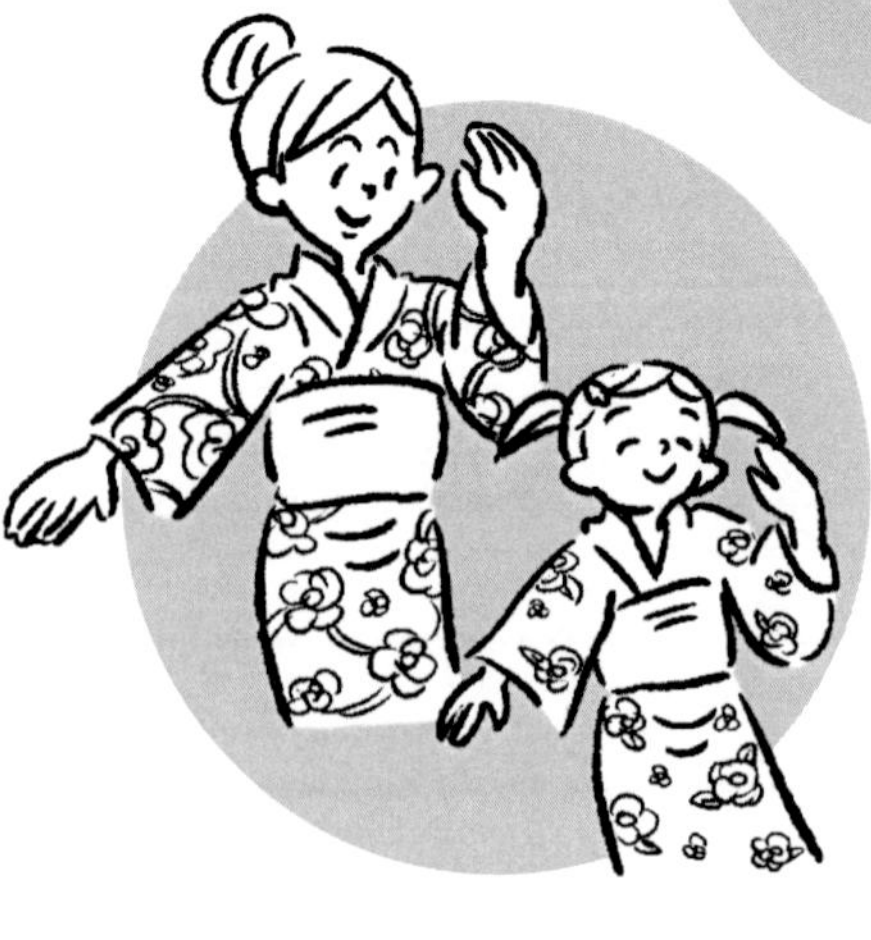

「筋肉トレーニング（アイソメトリクス）」
「チューブトレーニング」
「卓球」

手当たり次第に掲げた傾向があります。このうち日常的にはできないものには、（非日常的）と付け加えました。健康法の詳細は、拙著『介護予防のための五感健康法』（農文協）をご参照ください。

２００５年発行の拙著『日常的・非日常的五感健康法』（岐阜新聞社）には、「日常的な五感健康法あれこれ」と「非日常的な健康法から日常的に応用して」と章別けして記載してあります。タイトルだけご紹介します。

①日常的な五感健康法あれこれ

「毎日、化粧で美しく」
「テレビの愉しみ方」
「色はからだにどんな作用をするのか」
「石に絵が描けるのか」

「和食は色彩食の代表」

「黒い食べ物ってからだにいいの」

「かむのに一番よいのは『ごはん』」

「活性酸素は病魔の根源」

「光と音の『ゆらぎ』って何？」

「般若心経を唱えて心を洗う」

「笑いは福の神になる」

「計算と音読は脳に同じ作用をするのか」

「速く聞き読むことで脳を活性化」

「爪もみは健康によい」

②非日常的な健康法から日常的に応用して

「花健康法は花見から」

「園芸は五感を刺激する」

「歌舞伎を観劇して古典に感動する」

「袋の中の宝探しをしよう」

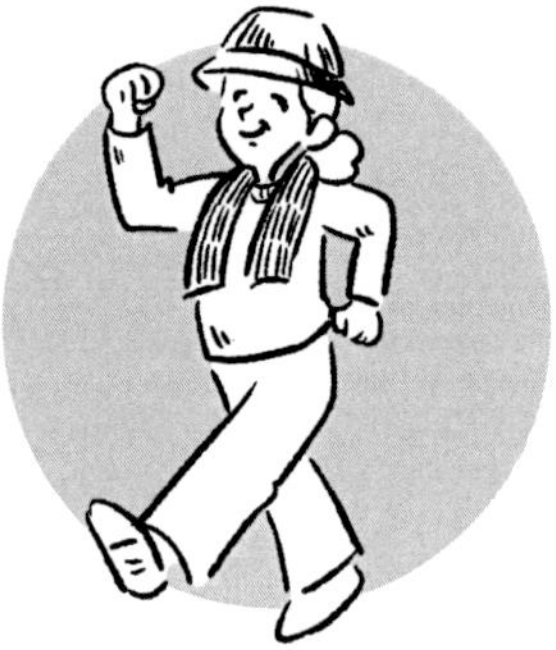

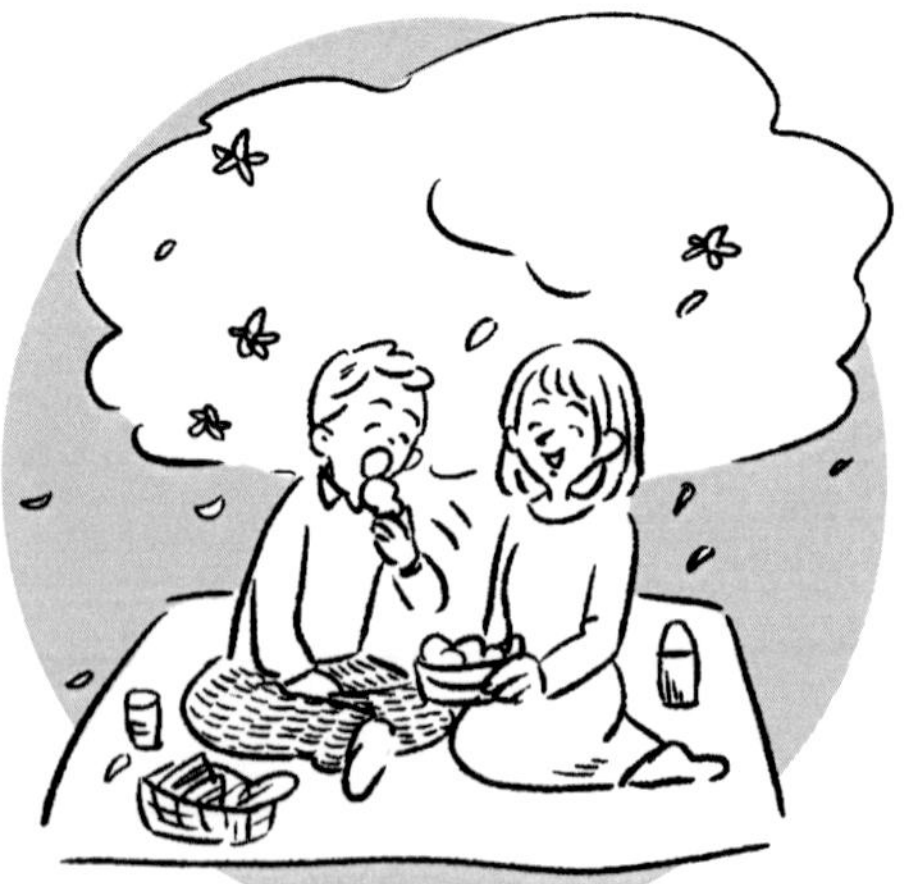

「ペットと遊んで人の心をつかむ」
「踊り・ダンスでからだを動かす」
「毎日、動く球を追う」
「旅三昧で心身にリッチ感を」
「お伊勢参りをヒントに森を散歩する」
「民宿を変身して高齢者グループリビングに」
「健康レクリエーションは五感健康法のこと」
「もの忘れ専門デイケア『分教場二十四の瞳』とは」
「宝塚観劇で目と耳にトキメキを」
「太極拳で姿勢と息を整える」

「非日常的な健康法から日常的に応用して」に掲げました「応用五感健康法」はどんなものか分かりにくいと思います。これらに関係がありそうなイラストをいくつか掲載しました。それから「応用五感健康法」を推定していただければ幸甚です。さらに興味があれば、ぜひ拙著『日常的・非日常的な五感健康法』をご覧ください。

最近では、五感を一括して五感健康法としています。例えば、食健康法では、「美味しい」と

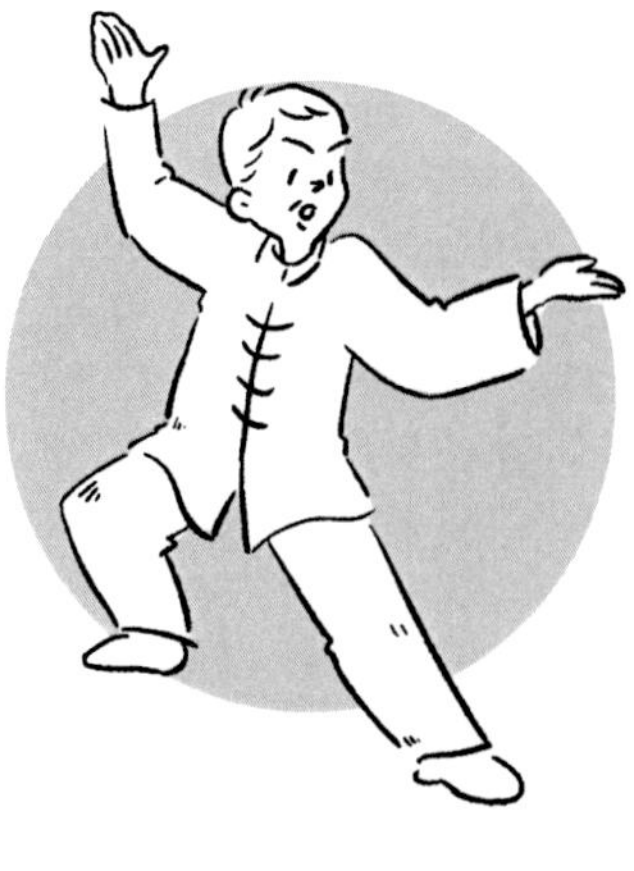

いう味覚だけと思われがちですが、料理の味はもちろん、見た目、匂い、歯ごたえ、舌触りなど五感すべてに快適な刺激が得られてはじめて「美味しい」という感覚になりますので、五感満足の料理が求められるからです。

絵画健康法は、たとえば景色の写生では視覚が中心であっても、五感を使って風景や草花を観察しますし、あちこち動き回りますので、五感をばらばらにしないで五感健康法と考えるのが自然のようです。音楽にしてもアロマにしてもペットとの接触にしても五感すべてを通して、脳を活性化させますので五感健康法と称するのが適していませんか。

2006年以降、拙著の五感健康法あれこれシリーズⅠ〜Ⅲ（Ⅰだけはナンバーをつけませんでしたが）に掲載しました計500編のコラムには「観光旅行」、「音楽会」、「歌舞伎観劇」、「宝塚歌劇観劇」、「コンサート」など趣味娯楽の類いを五感健康法として挙げてきました。これらは健康法には相応しくないと思われるかもしれませんが、いずれも「五感」から快適な刺激を受け、脳を活性化させるものばかりです。ただし、これらは、1年に1回とか、数年に1回といった非日常的なものもありますので、日常的健康法になるように、家庭でも地域社会でもできるよう、例えば、観光旅行に代わって、散歩コースに近隣の神社仏閣巡りを入れるとか、音楽会に出掛ける代わりに、好きな音楽のCDを購入してきて居間や集会場で聴くとか、歌舞伎観劇の代わりに、テレビで観賞できるものを録画してみるとか、あるいは収録されているビデオを購入してきて鑑賞するとか、日常的に楽しむことができるように工夫して日々を過ごせば、日常的五感健康法になりませんか。環境からの情報はすべて五感から脳内に入ります。常に快適な刺激を求めること、感性を磨いて微妙な刺激でも感知できるようにすることが大切です。

五感健康法とは、「五感に快適なさまざまな刺激を脳に与えて、脳で情報処理し脳を活性化させ、恒常性を維持し、自然治癒力を高め、心とからだの健康保持・増進を図る方法」と定義づけてきました。繰り返しますが、脳への情報は、すべて五感から入力されますので、第3章第3節に列記しました健康法や本節の冒頭に拙著の目次に載せました健康法は、すべて五感健康法に該当します。快感を感ずることは、すべてが健康法になります。楽しく長続きできる趣味娯楽は最適な五感健康法といえます。あれもこれも五感健康法に該当しますので、2006年以来、岐阜新聞夕刊の夕閑帳に掲載してきた健康法でないコラムも含めて、計500編のコラム、あれやこれや、すべてを包括して、3冊に分けて出版物に編集しました。前述の五感健康法シリーズの表題名を「五感健康法あれこれ」としました。

第3節　ファイザーヘルスリサーチと五感

公益財団法人ファイザーヘルスリサーチ振興財団が、1992年3月、設立されました。この財団は、ヘルスリサーチに対する研究助成、提言、研究者の育成、調査研究、国際交流等を行うことにより、わが国におけるヘルスリサーチの振興を図るとともに、国民の健康と福祉の向上に寄与することを目的にしています。この「ヘルスリサーチ」とは、保健医療・福祉分野、最近では法学、哲学、行政なども含まれていますが、各分野における科学技術の進展を国民のクオリティ・オブ・ライフ（QOL）の向上につなげるために、多元的な学問の方法論を用いて、最適な保健医療・福祉のシステムを構築する学問、と定義されています。財団の目的事業は、①国際共同研究等に対する助成、②研究者の育成支援、③調査研究およびそれに関する提言などです。私は、この振興財団創設当初から、役員（評議員、現在は退職して名誉理事）をしてきました。これに応募する科学技術者たちは、何かにつけ、エビデンスがないと納得しないものです。彼らのための財団の購読物、ヘルスリサーチニュースがあります。2009年10月、ヘルスリサーチニュースの「ライブラリー、リレー随想」（第19回）に執筆を依頼されましたので、私は五感健康法は自然医学でもあり、保健医療福祉に関係が深いと考え、これを普及するために「五感健康法の有効性のエビデンスを得るヘルスリサーチは？」というタイトルの随想を第三者的立場で書いてみました。その全文を参考までに掲載します。

五感健康法の有効性のエビデンスを得るヘルスリサーチは？

「五感健康法」というものがある。これは「五感を刺激することにより脳を活性化させ、恒常性を維持し、自然治癒力を高め、心身の健康維持・増進を図る方法」と定義されている。園芸、旅行、ウォーキング、料理などの趣味・娯楽の類いである。心身障害者などに対して臨床医学的にエビデンスが得られている色彩療法、音楽療法、アロマテラピー、食療法、温泉療法などがある。エビデンスが得られている療法であれば、当然、健康者にも有効であろうとの発想で提唱されたのが色彩健康法、芳香健康法、食健康法、温泉健康法などで、これらを統合して五感健康法と称している。しかし、健康法としてはエビデンスがない。エビデンスがないだけに説得力がなく、啓蒙普及しにくい。

健康であることは、五感からの外的環境、あるいは内的環境に対して恒常性が維持されている状態と言われている。五感健康法を日常励行していれば、絶え間ない環境の変化に対して、生体の形態的、機能的状態が恒常性の範囲内(健康保持)に保持されているかどうか、否、むしろ恒常性の範囲を広げる作用(健康増進)を示すかどうかのエビデンスを得ておきたいものである。しかし、そのためのヘルスリサーチを行うことは至難の技である。ある健康障害に対し治療効果が上がり、機能修復ができた療法を健康者用にリアレンジして、それを健康法として、それが健康保持・増進に役立つかどうかのヘルスリサーチができればよいのだが。

治療的に用いる技法、手段には、エビデンスが得られていいます、否、得られていいなくてはなりません。ある特定の健康法には、心肺機能が高まる、筋力がアップする、脳機能が活性化する、体温調整が良くなる、などのエビデンスを得ておくことが必要かもしれません。しかし、ある健康法を1年や2年、施行して効果があったとか、なかったとかで、判断すべきものでしょうか。なにせ健康法は生涯していかなくてはならないものです。そうでなければ、何の意味もありません。励行こそ価値があるのではないでしょうか。

健康法は、まず、楽しくなくては長続きできません。五感健康法は、一人で楽しむよりも、友人を作り、友人同士がゲーム感覚で行うように、競い合いながら行うことが有効のようです。レクリエーションゲームと同じようにすることです。時間を決めて、定期的に行うと効果的です。ちょうど、虫歯予防、歯周病予防には、ブラッシングを朝・昼・夜、食後に10分ぐらい時間をかけて、生涯、行うように。どんな健康法も毎日、あるいは週何日か、30分か1時間、また、負荷の強い健康法ならば10分間とか15分間と短めに、習慣的に生涯、励行することです。

第4節　唯識《ゆいしき》思想とマインドフルネス

1．唯識思想と健康

２０１９年、ＮＨＫ教育テレビ番組、『こころの時代－宗教と人生－』で、「唯識に生きる」が放映されました。このシリーズの解説者は、横山紘一立教大学名誉教授でした。ちょうどそのころ、ある書店で、横山教授の著書、『「唯識」という生き方－自分を変える仏教の心理学－』（大法輪閣、２０１４年）が目に留まり、早速それを購入して、テレビで視聴しました「唯識に生きる」と合わせて、五感健康法との関係を探りながら読了しました。

唯識は、日本仏教の根本思想で、法然（浄土宗）、親鸞（浄土真宗）、道元（曹洞宗）、空海（真言宗）なども、この「唯識」を学んだほど重要な思想のようです。

唯識とは、唯、識があるのみ、すなわち心が存在しているのみという反常識な考えのようです。その心のメカニズムを解くために心の中を観察しますと、心は全部で八種あるという八識が打ち立てられています。

①**五識**（眼識、耳識、鼻識、舌識、身識）

②**意識**（言葉を用いて思考する働き）

③末那識《まなしき》（＝エゴ心、深層に働く自我執着心）
④阿頼耶識《あらやしき》（＝根本心、一切を生ずる可能力を有した心＝一切種子識）

本書の第1章第5節で述べましたように、「心身一如」のうち、身、からだの存在は容易に気づきますが、心はからだのように形も色も大きさもありません。心は、自分自身で直接、見つける以外には存在に気づく方法がないようです。

唯識思想では、心を次の三つに分けているようです。

①ものを見、聞き、嗅ぎ、味わい、触れる、などの感覚「**感覚心**」＝五識
②苦しい、楽しい、愛する、憎しむ、などの思い「**情緒心**」
③言葉を用いて考える心「**思考心**」

最初の「感覚心」は、前述の八識のうちの五識のことで、誰もが共通して世界を感知する基本的なデータを受け止める心のことです。２番目の「情緒心」は、八識のうちの末那識のエゴ心がかなり関与していますので、個人差があるようです。すなわち、ものごとに好き嫌い、きれい汚い、明るい暗いなど感じ方の違いが生じます。大脳内の扁桃体の働きのようなものです。３番目の「思考心」も個人差が大きく、言葉でエゴ的に考えることであり、同じ出来事でも、それをどのよう

にとらえるかは、それぞれの人の生きてきた世界によって大きく違うようです。横山教授が言うには、自分というのは存在しない、無我であるのに、「自分は、私は、おれは」と言い張っているが、それは自我執着心があるからだそうです。つまり、八識の中のエゴ心である末那識があるからとのことです。末那識は、寝ても覚めても、あるいは生死輪廻するかぎり、内に向かって「自分、自分」と執着し続ける心と定義されています。末那識は、八識の中の阿頼耶識と同様、深層に働く心で、その存在を直接知覚することができませんが、表層の自我執着心は心身を対象としていますので、たとえば、自分の顔を見て、自分を設定できるというのです。これも根源的になりますと阿頼耶識の中になり、存在がわかりません。すべての力は深層心である阿頼耶識の中の種子として潜在していると考えられているようです。阿頼耶識は、ヨーガの実践をとおして、表層の心を静めて内心に沈潜している心です。阿頼耶識は、自分の身体、身の回りの生活道具、山や川などの自然、さらには星々など、いわゆる「もの」といわれるもの、さらには五識や思考する心(意識)、これら一切を生ずる根本的な心のことで、これを一切種子識ともいっているようです。

繰り返しになりますが、心はとらえようがありません。唯識思想の説く心とからだとの関係に、「安危同一」という考えがあります。からだは深層心である阿頼耶識が作り出し、阿頼耶識は自らが作り出したからだと生理的・有機的な相互因果関係にあるという考えに基づき、からだと阿頼耶識とのうち、どちらか一方がよい状態(安)であれば他方もよい状態に、逆に一方が悪い状態（危）にあれば他方も悪い状態になるという考えのようです。からだと心が密接な関係にあるという意味のようです。心身一如と同じです。

心にストレスが溜まれば身体的障害が生じます。身体的障害があれば心はふさぎます。「安危同一」の考えで、不健康に対しては深層心の心の浄化を図らなくてはなりませんし、健康を求めるなら表層的なからだのありようから取り組んでいかなくてはならないといっています。

阿頼耶識の浄化には、座禅、次の項で述べますマインドフルネス、ヨーガなどを修めることのようです。

心の浄化には、「身体のありよう」から入っていくことが勧められています。「身体のありよう」を「威儀《いぎ》」といい、動く、立ち止まる、座る、寝る、すなわち行・住・坐・臥の四つの「身体的ありよう」のことのようです。道元禅師も「威儀即仏法」で、日常生活の中に、健康への「威儀」の真理があると諭しています。阿頼耶識の中にストレスが溜まり、深層心の段階から不健康になるので、まずは表層心の「身体のありよう」から取り組む必要があるとのことです。心身あげて何かに打ち込むこと、ポジティブに考えること、好みの五感健康法に打ち込むことと同じです。そうすれば、唯識的には、阿頼耶識の領域から心が浄化され、深層から健康になるようです。

2. マインドフルネスとメンタルヘルス

先に記述しました拙著『五感健康法あれこれⅢ』に、岐阜新聞夕刊の「夕閑帳」に掲載した自己執筆分コラムの一つとして、「瞑想《めいそう》で心を整える」を載せました。そのコラムの全文を以下に掲載します。

瞑想で心を整える

雑誌プレジデント4月4日号で、石川善樹氏執筆の「超エリートがなぜ今、瞑想に励むか」の小見出しが目に留まった。有名な企業が続々と瞑想を導入しているとのこと。これは、メンタルヘルス対策かと思いきや、その目的は「仕事のパフォーマンスの向上」というのである。

◇

瞑想は、何かと拡散しがちな意識を一点に集中させていくことで、姿勢を正す「調身」、呼吸を整える「調息」、注意をコントロールする「調心」の三つが必要とか。

◇

調心は難しく、初心者は「集中瞑想」から始めるとよいらしい。自己の呼吸や眼前の物のうち、一つに注意を集中させる瞑想法とのこと。幾つかの脳のネットワークが活性化すると集中力、記憶力、意志決定の認知機能が高まり仕事のパフォーマンスが向上する。集中瞑想の次は「観察瞑想」を。瞑想中に湧き起こる思考や感覚をそのまま観察していくと、集中瞑想とは異なる脳のネットワークが活性化してアイディアのひらめき、感情のコントロールができ人間関係の改善が期待できるとか。禅・瞑想のうち思想的部分を除いた禅を「ストレス低減法」といい、「マインドフルネス」ともいうらしい。

（2016年6月1日・水）

このコラムの末尾に記しました、「マインドフルネス」は、「〝今、この瞬間〟を大切にする生き方」をさすようです。このマインドフルネス瞑想を実践することによって、ストレス軽減や集中力の強化などの効果が得られるとされています。有名な大企業が続々とマインドフルネス瞑想を導入しているのは、ストレス解消のためでなく、仕事のパフォーマンスの向上のためだそうです。

「マインドフルネス」という言葉は、仏教の経典で使われている古代インドの言葉「サティ」の英語訳としてあてられたもののようで、「心をとどめておくこと」あるいは「気づき」だそうです。マインドフルネス瞑想は仏教の瞑想法を取り入れて生まれたものですが、宗教色を一切排除しているため、誰でも抵抗なく実践できることで、アメリカなどの大企業でも導入してきたようです。

先のNHKの「唯識に生きる」第1回「唯識の歴史と基本思想」の解説によりますと、日本では唯識に対する関心、その存在感が薄れてきているようですが、欧米では、現在、急速に広まってきたマインドフルネスを仏教の瞑想と結んで、世界でも名高い大企業などで、集中力を高め、ストレスを解消するためマインドフルネスが取り入れられているそうです。ここに、第1章第3節で述べました「般若心経」の著者、ティク・ナット・ハン師が、アメリカでの講演風景の中で登場していました。そこで、瞑想の一例に、呼吸法の導入の場面がありました。意識をすべて呼吸に向けて、息をしていると一番感じるところに集中するように指示していました。

瞑想は、一点に集中することのようです。ハン師は、彼の著『般若心経』の中で、一つの例えとして、コップ1杯の水を飲むとき、その瞬間に水を飲んでいることを自覚し、他は何も考えないでいることがマインドフルネスに水を飲んでいることになると述べています。心とからだを一つにして、自分の存在にすべてを水に向ければ、そこに気づきと集中があり、水は口だけでなく、からだと心も使って飲むもので、これが「〝今、この瞬間〟を大切にする生き方」、すなわちマインドフルネスというのです。それなら、すべての事柄でも当てはまりませんか。人を観察するときも、自分の今の状態がどのようなものであっても、良い悪い、好き嫌いなどの評価や判断を一切せず、完全に受け入れる気持ちで、その状態をありのままに観察することがマインドフルネスを構成する重要な要素のようです。ある場所からある場所へ移動するとき、歩く瞑想ができます。

これもNHKの「唯識に生きる」の第4回「深層からの健康」で、歩く瞑想が紹介されていました。あらゆる雑念を取り払い、ただ歩くことです。

ハン師の著『般若心経』には、食事をするときにもマインドフルネスが実践できると述べています。マインドフルネスに食べるとたくさんの喜びと幸せが得られるとのこと。仏教の伝統では、食べることは深淵なる修行とされているそうです。まず、安定して座り、食べものをよく見る、次に気づきをもって微笑みかける、目の前の食べものは、大地と空を代表する使者として手向けられたと気づく。1本のさやいんげんであれば、それを深く見つめれば、そこには雲が浮かんで見える、太陽の光や雨も見える。さやいんげんが大地と空の一部であることに気づく。口の中に入れるとき、「これは、さやいんげんである」と気づく。それ以外のものは一切口に入れない、噛むときもさやいんげんだけを噛む、心配事や怒りを噛むのではない、100%、注意して噛む、すると大地、空、育てた農夫、料理した人とのつながりを感じる、このようにして食べると、安定感、自由、喜びが育まれ、それにより心身を養うことができる、これがマインドフルネスに食事をしたことになるというのです。これと全く同じように「唯識に生きる」の第3回「唯識を体得する」で干しブドウを見つめ、口に入れるシーンがありました。

マインドフルネスは、唯識思想に基づいているようです。『般若心経』をよく読み、「唯識に生きる」を視聴していますと、五感健康法にも通じると気づきます。五感の対象でありますます景観、音楽、写経の書、食事、動・植物に対してマインドフルネスに接していけば、メンタルヘルス不全対策にもなり、生活習慣病予防にもつながるのではないでしょうか。

第5節　音と色と光

1．音彩セラピーとは

２０１８年出版の拙著『五感健康法あれこれⅡ』に、「音彩セラピーとは」というコラムを掲載しています。その全文を再掲します。

音彩セラピーとは

２００２年9月出版の拙著『五感健康法のすすめ』で「香りの健康法」に旧高鷲村の「牧歌の里のアロマ館」のことを「館内にはラベンダーの香りと音楽が流れていた。ゆったりとした寝椅子に横たわると、正面のスクリーンに美しい画像が映し出された。10分か15分ほどだったが、気持ちよくなり、うとうとしてきた。なかなかよい健康法と思った。色嗅現象による複合効果によるものか」と記述している。

◇

6月、書店店頭で喜多嶋修氏の「音彩セラピー（ミュージカラーセラピー）DVDが目に留まった。さっそく入手し、自宅で視聴してみたところ、牧歌の里の「アロマ館」での体感が蘇った。視覚と聴覚と二重に快適な刺激を与えるので、色聴効果を狙った優れた五感健康法の一種だ。自律神経のバランスが正常化し、自然治癒力が高まるというのである。

◇

音彩セラピーを糖尿病、インフルエンザ、高血圧の治療法（補完療法）としている医療機関があるようだが、五感健康法を推進している立場では、セラピーではなく音彩健康法とし、血圧の安定、ストレスの軽減、自然治癒力の向上のために推奨してはいかがか。

（2014年7月25日・土）

音楽家であり、音楽療法士でもある喜多嶋修氏のDVDブックによりますと、「音彩セラピー（ミュージカラーセラピー）は、音楽によるサウンドセラピーと、映像によるカラーセラピーを融合した画期的な療法」というのです。ミュージックセラピーもカラーセラピーも過去の豊富なエビデンスに基づき、福祉施設や医療機関で大々的に実践されている療法です。音彩セラピーは、色彩と音を融合したところにオリジナリティがあるようです。

本書の第2章に記しましたように、視覚、聴覚に限らず、五感はすべて脳幹の視床を経由して、後頭葉や側頭葉の大脳皮質の感覚野で感知されますが、五感から得た情報は、自律神経の中枢である視床下部にも扁桃体を経由して入力されます。また別に、側坐核を経由しても入力されますので、報酬系の回路システム内に入っています。美しい景観を眺め、リズミカルな音楽を聴けば、二重の快感となりますので、音彩効果はきわめて大きいと思われます。本節の冒頭の私のコラムに、色彩とラベンダー臭の色嗅現象が複合効果をもたらすと記述しましたが、この音彩セラピーは視覚と聴覚の融合したものです。

2012年出版の『五感健康法あれこれ』のコラム「五感と健脳食」の冒頭に「五感の働きは、視覚が87％、聴覚が7％、触覚が3％、嗅覚が2％占めているが、味覚はわずか1％占めているにすぎない。美味しいか不味いかは味覚よりも視覚、聴覚に左右されそうだ。五感はもともと生まれたときはゼロであるはずだが、家庭で育っていくうちに発達し磨かれていくものである……」と記述しましたように、音彩は、視覚と聴覚で90％以上の感覚を占めていますので、感覚の複合効果としては最大となることでしょう。

喜多嶋氏は、映像がなぜ心と体に作用するか、DVDブックで理論的に説明しています。すなわち、視覚と聴覚は、環境から、なんらかのエネルギーを目と耳で感じ取ったとき、脳がそれを情報処理して色彩と音として認識する仕組みになっているというのです。人間は、宇宙からのエネルギーをすべて、知覚することはできません。知覚できるのは、色と音だけです。エビの仲間であるシャコの眼は16色以上もの違った色を識別できる錐体細胞を有しているそうですが、人間は、赤、緑、青の基本3原色しか識別できません。人間の眼は、シャコにも劣るということです。一方、人間の聴覚は、嗅覚も同じですが、犬より相当に劣っているようです。宇宙は壮大な存在で、私たち人間は、さまざまなエネルギーを受けていますが、そのうち、一部の色と音を受けているにすぎません。

このエネルギーは、波動です。1秒当たりの振動数、すなわちHz(ヘルツ)と、波と波の間の長さ、すなわち波長からなっています。色も音も10Hzから400テラ(10の12乗)Hzまで幅広い範囲の振動数ですので、音楽ではオクターブ、騒音ではdB(デシベル)という単位を用いています。喜多嶋氏は音楽家ですので、オクターブ単位を用いています。オクターブは、ドレミの「ド」から始まって次の上の高音の「ド」までで、1オクターブ上がったといいます。音は、4から15オクターブ(20Hzから20キロHz)が人間の可聴域で、光は、49オクターブ(400テラHzから750テラHz)が人間の可視光線のようです。それ以外のオクターブは見えも聞こえもしないのです。特定の振動数と特定の音が同調すれば、大きく脳に作用することでしょう。

倍音という言葉があります。これは、音色に関わる要素で、ある音を出したときに、基音、これは基本となる周波数といいますが、この他にいくつも生じている周波数のことを指すようです。ある楽器で、ドレミの「ラ」を出したとき、これは440Hzだそうですが、この周波数以外にさまざまな周波数を含んでいます。基音以外を倍音といいますが、その倍音が、基音の整数倍になっていると、調和がとれた響きのよい音色になるようです。倍音が乏しい音は、不自然で不快に感じられますが、倍音が豊富であれば、自然的で心地よく感じられるようです。豊富な倍音を持った音は、周波数同士が共鳴し合って高いエネルギーを発生させ、心身によい影響を及ぼすようです。

すべてのエネルギーには極性があります。色も、プラスである赤からマイナスの紫へと並んでいます。この極性をもつエネルギーは、体液の酸とアルカリのバランスに影響します。例えば、体液の酸度が高ければ、炎症や熱、腫れを引き起こします。色でいえば赤が過剰なので、青のエネルギーでバランスを取る必要があります。

体内のエネルギーの出入り口をチャクラ（サンスクリット語で車輪を意味しています）といいます。チャクラが同調する色が重要になります。こうした考え方に基づいて、同調した色と音の情報を大脳の視床下部に送ると、自律神経が体内のバランスを整えるというのです。

自律神経の乱れが関わると、からだの不調が生じますので、音彩セラピーで自律神経のバランスを整え、免疫の働きを活性化させ、免疫力を高め、自然治癒力を高めることができるというのが理論づけした音彩セラピーです。五感健康法と全く同じ理論です。五感健康法の場合は、視覚と聴覚に限定しないで、五感すべてを同調させようとするものです。ただし、嗅覚、味覚には波長がありませんので、同調とはいえませんが。

視交叉上核《しこうさじょうかく》は、後の「3．松果体とは」の項で、述べるつもりですが、体内時計をつかさどる部位です。ここを含む視床下部は、生命の維持にとって最も重要なホメオスタシス（恒常性維持）を担う中枢です。恒常性維持は、本書では繰り返し記述してきましたように、外部の環境の変化に対応して体内環境を一定に維持しようとする働きのことです。この働きは、自律神経系、免疫系、ホルモン系の相互作用とそのバランスによって維持されています。その調節は、視床下部に入ってきた、心地よい五感からの情報に基づいています。

喜多嶋氏が作成した音彩セラピーＤＶＤの映像や音楽には、コンピュータ・グラフィックスやシンセサイザーが用いられているようですが、大半は美しい自然の映像、生楽器や自然音によって構成されているそうです。自然と触れ合うのと同様に、昼食後、休憩時間、就寝前など、最もリラックスしたいとき、できれば、日中1回と就寝前1回の計2回、視聴すれば効果的といっています。

喜多嶋氏のＤＶＤブックの中で、医学的解説をしている松生恒夫・松生クリニック院長は、彼のクリニックで高血圧症の患者7人に、20〜33日の間、毎日寝る約60分前に外部刺激を遮断した個室で映像（ＤＶＤ）の「不眠・イライラ」に効く映像を視聴してもらったところ、程度の差はあるものの、7人全員に血圧降下と心拍数低下がみられたとのことです。7人のうち、最も顕著な効果がでたケースでは、「視聴後、眠りにつきやすい」、「気分がとても心地よくなる」、「心が軽くなる」といったコメントを発したそうです。

2．カラーセラピーとは

カラーセラピーとは、色彩（波長）の持つ心理的効果を利用して心とからだのバランスを整えていくことを目的とした療法のことです。医療機関や福祉施設などでも色彩のもつ心理的効果を生かしたカラーセラピーが導入されているようです。

目に映る色は、人間のからだにさまざまな影響を及ぼします。赤を見ると人を興奮させるアドレナリンを分泌させます。ピンク色ですと女性ホルモンの分泌を高めるというように、色は脳を介してホルモンの分泌を促し、からだに影響を与えています。

人間のからだには、前項でもふれました、七つのチャクラがあり、そのチャクラからそれぞれの色をしたエネルギー（振動数）が出入りしているとされています。からだの中心軸、つまり尾

第7チャクラ

[場所]脳
[色]紫

第6チャクラ

[場所]眉間、眼、神経
[色]藍

第5チャクラ

[場所]のど、甲状腺、咽頭
[色]青

第4チャクラ

[場所]胸、心臓、肺
[色]緑

第3チャクラ

[場所]みぞおち、胃腸、肝臓、脾臓
[色]黄

第2チャクラ

[場所]下腹部(丹田、腎臓)
[色]オレンジ

第1チャクラ

[場所]肛門と性器の間
[色]赤

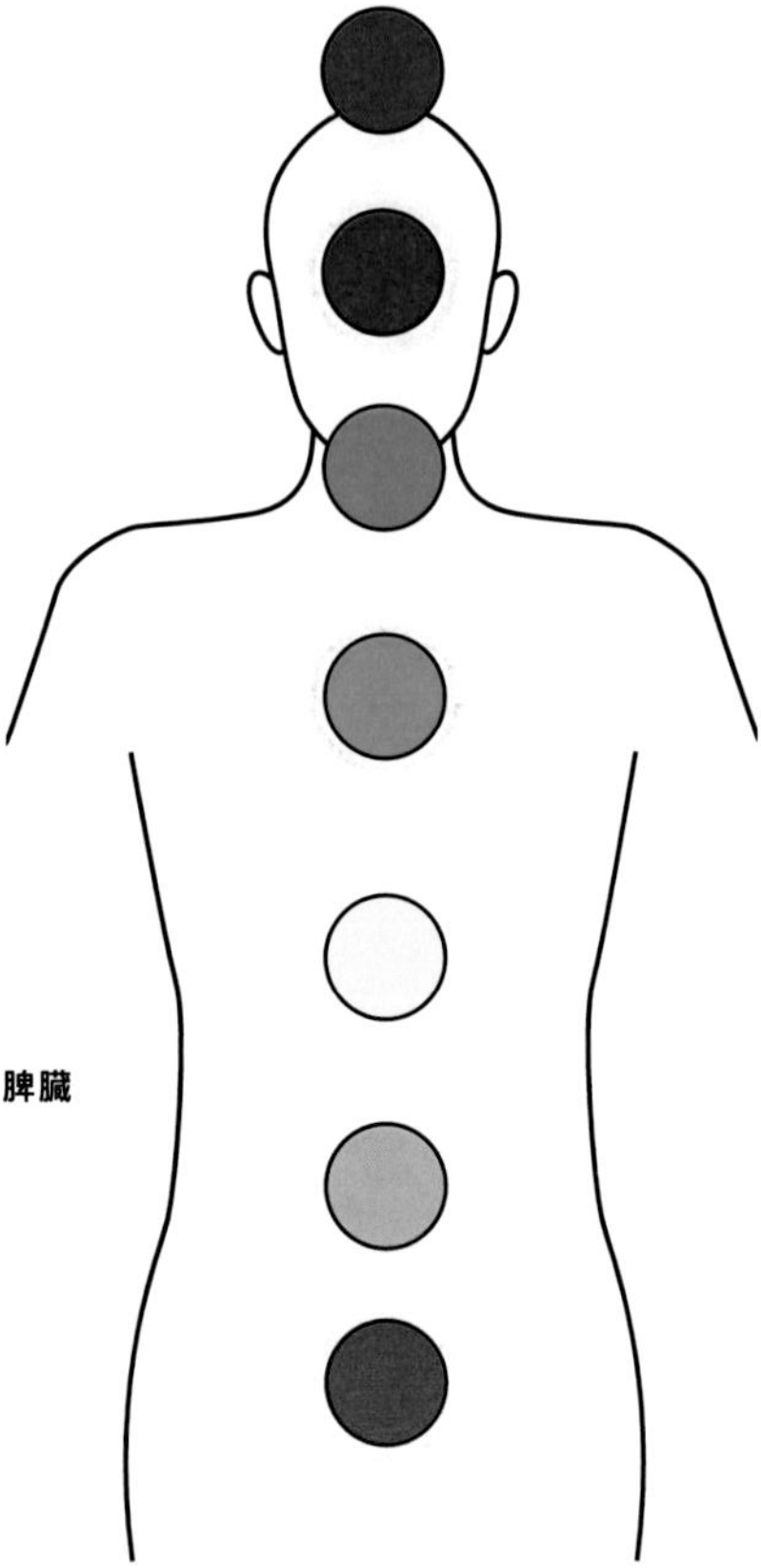

てい骨から頭頂部までのからだの中心線である脊柱に沿って、七つのチャクラは違った波長をもち、違ったエネルギーを発し、それに沿って異なった色をしています。上に向かって下から赤(肛門、性器)、オレンジ(丹田、腎臓)、黄(みぞおち、胃腸、肝臓、脾臓)、緑(胸、心臓、肺)、青(のど、甲状腺、咽頭)、藍(眉間、眼、神経)で、頭頂が紫(脳)の色です。色の後ろの( )内に関連する臓器名を記しました。この色は、各チャクラと同調している色です。たとえば、第4チャクラは緑ですが、心臓や呼吸器に対応していますので、緑のエネルギーを補充しますと、そのチャクラが反応して心身のバランスを整えます。

七つのチャクラの中で眉間の中心にあるサードアイチャクラは第3の目といわれますように、私たちの知識や認識に関係しています。このチャクラのエネルギーの流れが阻害されますと、からだに関係した疾患にかかりやすくなり、五感それぞれの感覚が鈍くなり周囲がぼんやりしてくるといわれています。このサードアイチャクラは、脳の松果体に通じているとされています。

前述しましたチャクラにはありませんが、ピンク色は、自律神経、下垂体、松果体を刺激し、内分泌を活性化、若返り作用をもっているといわれています。ピンク色について、以前、岐阜新聞「夕閑帳」に載せましたコラムがありますので、全文を次ページに掲載します。

ピンク色の力

満開の桜並木のトンネルを散歩していると格別の癒やし感がある。ピンク色は愛情、優しさ、可愛らしさが感じられる。

◇

1970年代、ベトナム戦争の後遺症、麻薬の蔓延などで凶悪化した囚人たちをなだめるのに刑務所の壁をピンク色にすることで鎮静化に成功したとの記事をみたことがある。ピンクはレッドに光が入った色で、母の胎内にいた頃を思い出させる子宮の色、すなわち胎内回帰現象をもたらす色といわれている。

◇

ピンク色はカラーセラピーの中でももっとも優れた色といわれ、脳の活性化、老化防止、女性ホルモンの分泌を促し肌の若返りに効くなど医療、美容に大変注目されている。また、ドーパミンやβエンドルフィンなどの脳内物質が分泌されるらしい。刑務所のみならず老人ホームなどもピンク色の壁、介護者のピンクの作業衣などで、入所している高齢者たちが生き生きしてきて、認知症の症状も消えたという極端な話もある。

（2007年4月7日・金）

3．松果体とは

松果体は、脳の中心の視床下部の下、脳下垂体の上にある赤灰色で、7～8ミリの小さな内分泌器官です。松果体は、夜になって太陽の光が減少すると、メラトニンを生成します。太陽の光を浴びると、セロトニンを生成します。このように日内リズムを生み出しています。

この松果体が、とてつもない力があることを記述している著書がありました。松久正著『松果体革命　松果体を覚醒させ超人類になる！』（ナチュラルスピリット社、2018年）という著書です。この著書から五感健康法と関係がありそうな部分を拾ってみますと、松果体は、前項のカラーセラピーでいうサードアイチャクラ（第3の目）といわれますように、光に反応する器官で、これを構成している物質は「ケイ素」だそうです。

網膜は光を検出し、視交叉上核に直接信号を伝えます。神経線維は視交叉上核から室傍核《しつぼうかく》に信号を伝え、室傍核は周期的な信号を脊髄に伝え、交感神経システムを経由して上頸神経節に伝えます。そこから松果体に信号が伝わるのだそうです。このメカニズムにより、松果体は概日リズムを調節するホルモン、メラトニンを分泌します。

最近は、この松果体自身に光を受容するレセプターが存在することが分かってきたといわれています。松果体の細胞が、目の光受容器の細胞と似ているらしく、光にさらされると、松果体には酵素、ホルモン、ニューロン受容体に連鎖反応が起きるものがあり、この反応が概日リズムの規則化を起こしていると考えられているようです。

概日リズムの機能は、網膜、視床下部によって起動され、視床下部、視交叉上核の中にリズムが伝えられるとされてきましたが、実験的には、松果体に直接、光を当てた場合も同じ反応がみられたという報告もあるようです。

松久氏の著書によりますと、人生に対して指令をだしているのは、目に見えない高次元12重螺《ら》旋《せん》DNAの情報とそこで働く宇宙の叡智だそうです。松果体を通過する宇宙の叡智が、人生とからだを規定する12重螺旋DNA情報の指令をコントロールしているからでは、というのです。松果体が元気になれば免疫機能とエネルギー産生に、松果体は大きく関係してきます。免疫機能とエネルギー産生が正しく働いて、健康は維持されるでしょう。それならば、松果体を元気に活性化させることの価値が十分あるというわけです。

まず、松果体を活性化するには、穏やかな太陽を見ること。松果体は光に反応して働く器官だからだそうです。光を見るとセロトニンを産生し、光がなくなればセロトニンからメラトニンに変換しています。

松久氏は、著書の中で、松果体の活性化を振動数で説明しています。チャクラや音彩セラピーと根源は共通しています。宇宙の叡智も松果体のケイ素もエネルギー振動数で強弱を表現しています。ここでも喜多嶋氏同様に振動数の整数倍に増える倍数効果を狙っています。人は固有振動数を持っています。頭は20Hz、胴、腹は3～9Hz、足は5～11Hzといわれています。乗り物による振動で、4～10Hz付近が不快感のはげしい周波数といわれています。その周波数がからだの固有振動と共鳴（共振）していることを意味しています。私がドイツで行いました手腕系での共振周波数は実験しました6・3～100Hzの範囲内では、10～16Hzでした。この周波数の振動を受けますと、手腕系への影響が大きい訳です。乗り物としては4～10Hz、手持ち振動工具としては10～16Hzは、避けたい振動周波数です。

人は、デルタ波（4Hz以下）、シータ波（4～7Hz）、アルファ波（7～14Hz）、ベータ波（14～30Hz）、ガンマ波（30Hz以上）の脳波を発しています。うちアルファ波がリラックスした状態の脳の状態のようです。インターネットで検索すると、シューマン共鳴振動数の定義が述べられており、それによりますと、地球の地表と電離層との間で極極超長波が反射して、その波長がちょうど地球一周の距離の整数分の1に一致したもので、最も強い観測波が7・83Hzだそうです。この周波数が8・5Hzにアップしたという説もあるようですが。シューマン共鳴振動数は、人の固有振動数であります4～10Hzの中に入ります。脳波のアルファ波と一致しています。シューマン共鳴振動と同じ周波数の電磁波にリラックス効果や治癒効果があるといわれていますが、科学的根拠はないようです。しかし、松久氏は、地球の大地と共鳴する周波数（振動数）は、シューマン共鳴振動数の7・8Hz、松果体が活性化する周波数は936Hzで、シューマン共鳴振動数の120倍になり、さらに936Hzの倍数をのばしていけば、螺旋振動数が上がり、地球と繋がり、免疫機能とエネルギー産生が正しく働いているので科学的に説明できると述べています。

松果体は、第6チャクラ（約850Hz＝858＝7・8×110×整数）の位置にありますが、エネルギー的には第7チャクラ（約950Hz＝936＝7・8×120×整数）の役割で、宇宙の叡智を受け取るのだそうです。地球と繋がる振動数である7・8Hzの倍数で、それぞれのチャクラのレベルの振動数が成り立つのが理想的といっています。チャクラのそれぞれの振動数は、ソルフェジオ振動数（周波数）とも色と関係しています。それらの組み合わせが、からだの理想的トーンをつくるのだそうです。基礎振動数をそれぞれ10の12乗倍にすると、チャクラの色に対応する光の色の振動数になり、基礎振動数は、脊髄の中を通るからだのソウルウェイブで、それぞれのチャクラ領域の免疫力を整え、DNAの修復を促進するといっています。そして、嬉しいとか心地よいとかポジティブな言葉は、振動数を高め、エネルギーを高めるようですので、ポジティブ・シンキングは松果体活性化にも働くようです。

第6節　芸術健康法

1．芸術と五感

芸術は技術と学術のことをいうそうです。広辞苑では「一定の材料、技巧、様式などによる美の創作、表現」といっています。芸術は造形芸術、表情芸術、音響芸術、言語芸術、また時間芸術、空間芸術などに分けられるそうです。

芸は、修練によって得た技能、学問、技をいい、技芸は美術工芸など芸術方面にかかわる技術のことをいいます。絵画、彫刻、陶磁器、舞踊、歌舞伎、狂言、落語、漫才、講談、演奏など多くの芸術があります。

私たちは、芸術では無意識的に美を追求します。無意識は、大脳感覚野から感覚連合野を経由して前頭前野へ、そこから運動連合野、運動野、そして筋肉へと流れていきますが、前頭前野にフィードバックせず、ぐるぐる回りをしないようです。

無意識は過去の記憶と深い関係があります。その記憶システムは前頭前野にフィードバックしませんので、記憶される脳の部位がそれぞれ異なり、相互に無関係なことが少なくありません。

「美」は、精神障害などへの心理療法には重要ですし、心の苦悩の癒やし、からだの苦痛からの解放という意味でも軽視できません。

治療の一環としてみるならば、出来上がった作品をみるという結果よりも、作品をつくっている過程をみることの方が重要な場合が多い、といわれています。

芸術療法は、アリストテレスの時代からあるようです。無意識によって抑圧されていたり、意識的に抑えられていて、表現されないでいた感情、思考、体験が芸術などで勢いよく表現されたとき、すっきりした気分になることがあります。これをカタルシス、浄化作用といっていますが、気分をすっきりさせる芸術に音楽、絵画、箱庭、粘土、彫刻、写真、陶芸、コラージュ、連歌、詩歌、俳句、なぐり書き、心理劇、ダンスムーブメントなどが挙げられます。

この芸術療法は、精神科領域での治療にひろく用いられています。芸術療法士という専門職も欧米では正規化しているほどです。

芸術のいずれも五感を刺激します。五感を刺激することは、視覚なら後頭葉、聴覚なら側頭葉を起点に頭頂葉、さらに前頭前野へと大脳全体にひろがり、そして活性化につながり、精神療法として五感健康法が用いられますが、精神障害に至っていない人たちにもメンタルヘルス不全対策として五感健康法を勧めることができます。

芸術には好き嫌いがあります。ｆＭＲＩ（磁気共鳴機能画像法）を使って、好き嫌いを感じる時の脳の活動を分析した報告があります。それによりますと、好きな場合に活発になるのは、大脳の後頭葉で視覚や形の判断と関係する部位、つまり視覚というかなり直感的に働く部位であり、嫌いな場合は、大脳の側頭葉にあり、言葉の理解と関係する部位であるとのことです。嫌いの感情は言語と同様に過去の記憶と合わせた論理的な判断で起きるとの結果が報告されています。しかし、好きは、視覚うんぬんと単純なものばかりでなく、あこがれ、片思い、情熱的な愛などでは、恐怖感ともども自律神経の中枢である視床下部や扁桃体など大脳辺縁系も関与しているらしいので、人は複雑な情報処理をして脳のさまざまな部位が絡み合い、感情を生み出しているようです。当然のことですが、嫌いなことより好きな芸術を見つけ、それに情熱を注ぐことが健康法になります。

2. 美術文化健康法

美が、精神療法の中では重要であることは前述したとおりです。

宗教家岡田茂吉氏が創設しました岡田式健康法の中に、美術文化法があります。美術文化法とは、美しいものが人間の心身の健康によい影響を与えるという考え方に基づき、さまざまな芸術的な行為を楽しく日常の中に取り入れようとするものです。舞踊家、歌舞伎役者、芸妓、宝塚歌劇スターたちは、いずれも鍛え抜いた舞踊、技を披露してくれます。料理人の作る料理も芸術的で、美しいもの、即食欲をそそるものを提供してくれます。芸術は、演じる者には、いずれもすばらしい健康法でありますが、観客側にとっては、日ごろ、受けている苦悩の解放にはなるでしょう。

日本舞踊は、伝統的な舞踊で、大きく分けて、「舞い」、「踊り」、「振り」に分けられるようです。「舞い」は歌や音楽に合わせて、すり足や静かな動作で舞台を回るもの、「踊り」は、軽快に足を踏み鳴らして拍子を取りながら動きのある手振り身振りでうねり回るもの、「振り」は、日常的な動きやしぐさを舞踊として表現するもののようです。指先をしっかり伸ばし、見つめることが基本で、美しく、しなやかさを表現するのが重要なことのようです。

毎年、11月ごろ、「岐阜芸妓をどりを愉しむ集い」が岐阜市で開催されています。私は、ここ数年、鑑賞していますが、1996年には文科省奨励賞に輝いたほど、見事に鍛え抜かれた舞踊を披露してくれています。

邦舞は、美しい立ち居振る舞いの仕方、所作、正しい姿勢が求められ、全身の筋肉を使い、有酸素運動になるようなので、芸妓たちには、最上の健康法のようです。私たち観客側には、視覚、聴覚など五感に快適な刺激を与えてくれる美術文化健康法になります。

絵画療法という言葉があります。これは、20年ほど前、南飛騨健康保養地構想の発起当初、精神科医の委員から聞いたのが最初でした。

絵画は、上手、下手は別として、だれでも比較的、取り組みやすいものです。また、心理テストとしても利用されています。何よりも興味深いのは、過去の芸術家や天才たちの個性、創造性を精神医学や心理学的に分析していることです。とくに絵画において顕著な研究があり、評価法も定まっているようです。

児童絵画の中に黒色が多いと、その児童は心理的な圧力を受けているのではないかといわれます。私の孫も園児のころ、幼稚園でいじめにあい、そこへは行きたくないと駄々をこねていましたころ、黒一色の絵を描いていました。その後、転園してまもなく描いた絵は色鮮やかな筆づかいになってきましたので、これは納得できる心理的評価法のように当時、感じました。

以前、中津川市の延暦寺広済寮という特別養護老人ホームの五感健康法モデル事業の報告を聞いたことがあります。絵画教室を週1回木曜日に開催していたとのことです。コウゾの皮むき、紙すき、そこから和紙をつくり、つくった和紙に絵を描くまでの工程を絵画教室参加者および塗り絵参加者6人を対象にして、全作業工程を通しての効果を検討したようです。この作業に入る前と後で生活リズム、食欲、意欲、睡眠、表情、会話をみて、この作業後、参加者たちを観察しますと、自発的に絵を描くようになり、かつ意欲的になったようです。にこにこして明るい顔をするようになった、よく話すようになったと好転したとの報告でした。以前は暗い絵だったのに、絵の色彩がよく、客観的にみて、非常に明るい絵になったようです。絵画は精神的開眼に威力を発揮するもので、メンタルヘルス対策に十分なっていたようです。

美術館で絵画のみならず、彫刻の鑑賞もあります。美術工芸は、いずれも岡田式健康法に含まれています。

3．詩歌健康法

芸術には、何かを作成することにより認知的変容とカタルシス（すっきりさせる）が生ずるものがあります。岐阜大学時代からの知己であります小山田隆明岐阜大学名誉教授は、詩歌、俳句は心理療法となるとし、膨大な文献に基づき、詳細に症例検討された著書『詩歌療法』（新曜社、2012年）を出版されています。日ごろ、内に秘めたものを詩歌や俳句で表現できれば心が晴れ晴れしてくるものです。精神障害がなくても性格が内向的であれば詩や俳句をつくることにより日ごろの憂さを晴らせるでしょう。

芸術すべてに共通することかもしれませんが、人の感情は個別的なので、集団としては適合しにくい療法もしくは健康法のように思えます。しかし、感情が類似の人たちが一堂に会し、同時に詩をつくる、句会を開くことができれば、優れた療法、健康法になるのではないでしょうか。

吟行とは、詩歌を吟じながら歩くこと、和歌、俳句などを作るために、景色のよい所や名所、旧跡に出掛けることのようです。詩歌にしろ、俳句にしろ、内に秘めたものを表現するのに、まず、景観を五感から味わいながら創作するのは脳の活性化に役立つのではないでしょうか。自然とふれあい、景観健康法、花見健康法、史跡めぐりなどを行うこと。すなわち五感健康法です。

第7節　健康を中心としたまちづくりビジョン

1．五感健康法のまち

第1章第4節でもふれましたように、私は、1989年から数年間、南飛騨健康保養地構想に関与しておりました。当時は、保養地構想というよりも療養地的発想の意見が懇談会では多く出されていました。日本では保養地はあまりなじみがなく、また一般の人たちは保養地にするにしても常に治療、療養、といった臨床医学的視点での要望をもっているようでした。ですから懇談会の席でも保養地に何を作るべきかの議論の中で、絵画療法、音楽療法、食事療法、温泉療法、芳香療法など既存の療法の名称が頻繁に出てきていました。いわゆる五感療法でした。それぞれの療法は、リハビリの世界では当たり前のことですし、それらには、それぞれエビデンスもありました。さまざまな福祉施設ではすでに実践されていることばかりですので、何も目新しいことではありませんでした。

南飛騨の町村、当時は五つの町村でしたが、この五つの町村をまとめるには何が必要か私なりに考えておりました。

H町に総合健康増進センターを構築したいということでしたが、隣のG町は歴史的に有名な温泉町ですので、南飛騨温泉保養地になってしまう雰囲気もありましたが、それではG町以外の町村の影が全く薄れてしまいます。できるだけ、それぞれの町村には特徴ある健康法を打ち出してほしい、それにはどうすればよいか思案しているとき、五感という言葉がひらめきました。

南飛騨、益田郡の町村がちょうど五つあり、五感を使うと町村数と同じ数なので、各町村が、もちろん他の感覚も用いてもよいけれど、主として、ある一つの感覚を選んで、その感覚を快適に刺激する施設、健康法を開発してもらってはどうか、そして総合健康増進センターは、五感を統括した脳に当たるのだということを念頭に入れておいたらどうか、と発想してみました。そうすれば、それぞれの町村に特徴ある健康法が生まれてくるはずだと考えたのです。

しかしながら、まもなく、この五町村は合併して下呂市になってしまいましたので、温泉をコンセプトとした保養地になってもしかたない状況になりました。この合併の時点で、私の夢は崩れ去ったのです。ともかく当時、私が描いていました南飛騨健康保養地構想は、次のようなものでした。

H町は益田郡の行政の中心地で、総合健康増進センターが設置されることになっていましたので、H町には、五感を取りまとめる脳の役割に当たる健康法の開発が求められますが、とりあえずH町は、「視覚」を中心としたまちづくりを考えました。色彩関係、すなわち絵画、園芸、桜並木、ラベンダー畑、菜の花畑、ひまわり畑、チューリップ公園、コスモス公園などの色とりどりの花壇、景観など、美しく、魅力ある町にする。加えて音楽(昔の唱歌)、農村の匂い、おふくろの味(健康食)など過去を回顧できる施設を設置する。益田郡の地域柄、温泉も加えてもよいが、前記の場をめぐるアグリ・ツーリングができるようにする。絵画、彫刻、陶芸などの芸術、ストーン・ペインティングなど選択的に体験できるようにする。健康増進センターを中心として、視覚からみた益田郡全域を巡るツーリングマップを作成する。

O町は、御嶽山への登山口ですので、「聴覚」を中心としたまちづくりを考えました。鳥の鳴き声(さえずり)、川のせせらぎ、森林内を吹き抜ける風の音などを耳に、マイナスイオンを浴びながらフィトンチッドの香りをかぐなど森林浴ができるようにする。さらに屋内・屋外音楽堂での演奏、星空観察、日本の原風景のO温泉郷がありますので、そのまま温泉郷として発展させる。

K町は、「嗅覚」を中心としたまちづくりを考えました。アロマ、香、ハーブ茶、花茶、アロマ・マッサージの館を設置する。アロマ入浴、半身浴、足湯ができる施設を設置する。サイクリングロード、芝生の上での棒体操・紐体操などができる場を設定する。色彩、香りを配慮した着付け、化粧教室などを開講する。

M村は、農村なので、「味覚」を中心としたまちづくりを考えてみました。食、すなわち、山菜料理、田舎料理、おふくろの味、ふるさとの味などを提供する。加えて健脳食材を発掘し、レストラン、食堂などの目玉メニューを創作する。各種の料理教室を開講する。清流を生かしアユ釣り、清流釣りの本場として、全国から釣り人を誘う。温泉宿泊施設を設置する。健康弁当などを考案して提供する。

G町は、歴史的に有名な温泉町ですので、伝統を重んじ、独自のまちづくりでよいが、強いて「触覚」を中心としたまちづくりを考えました。温泉以外に鍼灸マッサージ、動物介在健康法、足裏健康法、鉱泥法が受けられるようにする。朝露が踏める広場、伝統的な踊り、祭り、若者を呼ぶソーラン踊りなどができる場づくり。

この五つの町村を巡回できるルートを設定し、シャトルサービスをする。自家用車で好みのまちをスムーズに巡回できるようにする。すなわち、「五感健康法を巡る小さな旅」ができる健康保養地を構想しておりました。

前記のようにしていけば、単に健康を提供するばかりでなく、五感健康法に関連するグッズなどの開発、関連する産業の振興が図られ、地域内の人たちとの交流が盛んになり、また、他県から多くの人を呼ぶことにならないかとも考えていました。

愛知県蒲郡市に健康レクリエーション（五感健康法に類似）の指導に行ってきた知人が、蒲郡の旅館組合の方から、「一度、岩田先生から五感健康法の話が聞きたい」との伝言を受けたことがありました。地元岐阜ではどうかと思い、岐阜市の若女将会に「五感健康法」に興味があるかないか打診してみました。岐阜市には、岐阜市・川原町界隈を中心に「長良川おんぱく」が開催されているので、「五感健康法」のことは先送りしたいとの返信でした。

岐阜市広報広聴課発行の「秋冬の岐阜にこんなんあるよ」の小冊子によりますと、岐阜を楽しむ百の体験交流プログラムが実施されているようでした。そのプログラムには、岐阜の紅葉狩り、食べ歩き、温泉、エステ、金華山登山、神社仏閣参り、農園栽培体験などがあり、私どもが提唱している五感健康法とは、温泉をコンセプトとするか、健康をコンセプトとするかの違いがあるだけで、ほとんど類似しています。これでは事業が重複してしまいますので、「長良川おんぱく」を一層発展させていただくことにしました。

「五感健康法のまち」で考えますと、五感に快適な刺激を与えることとしては、美術館、生け花、菜園、景観、音楽会、演奏会、香道、アロママッサージ、栄養に配慮した郷土料理を提供してくれるレストラン、温泉、神社仏閣参りの遊歩道などが挙げられます。

岐阜市川原町界隈で想定しますと、岐阜公園散策、岐阜市歴史博物館鑑賞、長良川国際会議場で催されるイベントに参加、その他ホテルなどで聞香、アロマエステ、レストランで健康食・郷土料理、温泉入浴、動物介在健康法などの体験が挙げられます。

2. 五感健康法の宿（旅館、ホテル）

観光旅行ガイドブックなどを眺めていますと、「五感」とか「健康」という活字が目につきます。旅行会社などの窓口で、「五感を通して健康を求めての旅」の旅先に、岐阜市を「五感健康法のまち」として宣言してくれれば、旅人は集まるものと単純に考えておりました。同様に、「五感健康法の宿」として、X旅館やYホテルをPRしてくれれば、旅人が宿泊予約に殺到するように感じておりました。もっとも健康をコンセプトにするなら、岐阜は平均寿命が高いほうだとか、がん死亡率が低いとかの良好な健康指標があれば、集客に有効でしょうが。

川原町界隈には、すでに快適な五感刺激が揃っている旅館、ホテルがあります。週間、月間のプログラムなり、「五感」とか、「健康」という何らかのガイドがありますと、旅行計画を立てる際、宿泊所を決めやすいのではないでしょうか。健康に効くらしいと思うだけで、たとえば、この温泉は美容に効きそうだと聞くと、試してみたくなります。もちろん偽情報や誇大宣伝は慎まなくてはいけませんが。

チェックイン時に、温泉の効果的な入浴法など、五感健康法として解説しておくのも一つの方法でしょう。

新元号、「令和」の発表がありました翌日、縁あって志摩観光ホテル・ザ・クラシックに一泊する機会を得ました。伊勢志摩は、２０１６年、ここでG7サミットが開催されてから世界的に知られるようになったようです。その会場となった志摩観光ホテルは風光明媚な英虞《あご》湾に面した高台に建っています。なかんずく、私が感激しましたのは、かねてから想定していました「五感健康法のホテル」そのものではないかと感じたことです。「五感」という言葉も「健康」という言葉もありませんでしたが、これぞ五感健康法ではなかろうかと思えるものでした。つまり、窓から眺められる、朝夕の英虞湾の海と取り巻く緑、その中に点在する洋風に見える建物の風景は、人によっては日本の原風景といっているようですが、私には一見異国情緒漂うように感じました。館内にはホテルオリジナルのアロマエッセンシャルオイルが漂っていました。館内アクティビティカレンダーによりますと、週1日、毎週、星空観察会を開催。また、週1日、毎週ジャズカルテットを開催。時にクラシックギターで奏でる世界の名曲の会を開催。音楽関係は有料になっているようです。月1回のペースで聞香体験。ここには温泉はありませんが、週1回以上のペースでリラクゼーションヨガを開催。その他、さまざまな五感刺激に関する体験、見学が企画されておりました。以上のように、五感に心地よい刺激を与えるような催しを、宿泊者の好みに応じて選択できるようになっているのに感心しました。また、和洋中のレストランで、それぞれ地元食材の伊勢海老、アワビ、松阪牛、野菜などを極上の美味しさに調理し提供していました。なによりも体験、見学などのガイドが詳細に示されていることに感心しました。

第8節　五感健康法セミナー

1．五感健康法セミナー開催の経緯

岐阜市日置江にある、ぎふ綜合健診センターは、岐阜県の産業経済の発展と豊かな暮らしづくりに貢献するために、適正な労働条件の確保、快適な職場環境づくりの推進、ゆとり・安全・健康の新しいサービスを提供し続けることで、働くすべてのヒトやその家族に、喜びを届けたいとの主旨で、1975年に設置された健診・検査機関です。

作業環境測定、健康診断（一般健診、特殊健康診断、生活習慣病予防健診など）、人間ドックなどが行われています。健康診断には県内全域への巡回健診、施設内健診などがあります。

私は、2013年、東海学院大学を退職した後、定職がなくなりましたので、この健診センターでの人間ドック部門の健診業務に不定期に就くことになりました。健診医として週2回程度、就

く予定でしたが、月日が経つにつれ徐々に巡回健診が多くなり、それに健診業務の回数が減ってきました。最近では、人間ドックは年1、2回程度で、あとはすべて、週1回あるかないかの巡回健診業務となっています。

人間ドックの健診をし始めたころ、健診を受けているのに健康上の不安を抱えている人がいましたので、人間ドック受診者にはドック終了後、まとめて昼食中もしくは昼食後、30分ほど健康講話を提供したいと、事務局に懇願しました。その際、疾病予防のために五感健康法について講話するつもりでした。ところが、受診者は忙しくて昼食が終わるや否や職場に戻ってしまうので、講話をするといっても参加者は一人もいないとのことでした。ならば、公開講座「五感健康法セミナー」を開催しようと思いつきました。翌2014年5月から、ぎふ綜合健診センターの「けんさんの館」において無料で、月1回のペースで6回ほど、開催する計画を立てました。案の定、人間ドック受診者は皆無で、一般募集の高齢者の参加のみでした。数人が集まる程度と思っていましたが、ある月は20人、ある月は30人と予想外に多く申込みがあり、事務局は資料作りに嬉しい悲鳴を上げていました。認知症、がん、糖尿病、高血圧症など6疾患を選び、それらの疾患の病態とその予防のための五感健康法について講話しました。翌年も講話開催の希望がありましたので、同様の企画で行い、その後毎年開催して今日に至っています。

2．五感健康法あれこれ

２０１９年は、趣向を変えて、病気のことは、病名程度にして、五感健康法そのものについての講話を企画してみました。月1回で6か月として、六つの健康法を題材に講話することにしました。それには私自身が行ってきました五感健康法も披露することにしました。既発行の『五感健康法あれこれ』に準じて、①音彩セラピー、②回想と瞑想、③運動健康法、④健康食と健脳食、⑤自律神経刺激健康法、⑥アロマティック・ヘルスの6題にしました。以下、6題の要旨を記述します。

①音彩セラピー

これにつきましては、本章の第5節で詳述していますので、繰り返しになりますが、ここでは講話用に要旨を簡単に記述します。

五感健康法には音楽健康法、色彩健康法がありますが、音彩セラピーは両者を融合した健康法です。これは、色彩と音を融合したところにオリジナリティがあります。

色も音も波動がエネルギーです。音は4から15オクターブが人間の可聴域で、光は49オクターブが人間の可視光線のようです。それ以外のオクターブは見えも聞こえもしないのです。特定な光の振動数と特定な音の振動数が同調すれば、大きく脳に作用して、活性化するはずです。

音の基音を、「ラ」としますと、４４０Ｈｚで、この周波数以外にさまざまな周波数を含んでいます。これを倍音といいます。倍音が基音の整数倍になっていると調和がとれた響きのよい音色になるようです。倍音が豊富であれば、自然的で心地よく感じられます。

体内のエネルギーの出入り口をチャクラといい、チャクラが同調する色が重要になります。虹と同様に、チャクラは尾てい骨から頭頂に向かって、赤、オレンジ、黄、緑、青、藍、紫と並んでいます。

1オクターブ下がると振動数は2分の1になりますので、各色の振動数を40回、2で割ると、その色と相関関係にある音の振動数が得られます。赤なら392Hz、すなわち「ソ」となります。第3の目、藍は「レ」、第7チャクラの紫は「ミ」となります。同調した色と音の情報が大脳の視床下部に送られますと、自律神経が体内でバランスを整えます。すなわち、免疫の働きが活性化し、免疫力を高め、自然治癒力を高めます。

喜多嶋修氏編集の音彩セラピーDVDの使用方法：映像時間は、「イライラ、不眠」編は3分24秒、「うつ・不安」編は5分15秒、「食欲コントロール」編は5分19秒ですので、「イライラ、不眠」編から「食欲コントロール」編まで約15分間でビデオ視聴できます。

治験例：高血圧症患者7名を20～33日の間、毎日寝る60分前に外部刺激を遮断した個室で映像（DVDイライラ、不眠）編を視聴させ、その前後で血圧、心拍数を測定しました結果、7人とも、8～22日の間に、降圧効果、心拍数の低下がみられたようです。自覚的には「眠りにつきやすい」、「気分がよい」、「心地よくなった」、「心が軽くなった」などのコメントがあったようです。

私は、数年前からNHKBSプレミアムの「クラシック倶楽部」、続いて「名曲アルバム」を視聴しています。2019年正月、ウィーンフィルハーモニー管弦楽団のニューイヤー・コンサートがNHKで放映されました。「美しく青きドナウ」をはじめ、いくつかのワルツ、ポルカの演奏を放映3時間のうち後半1時間ほど、録画しましたので、ときどき再生して視聴しています。本年（2020年）正月にも、やはりウィーンフィルハーモニー・ニューイヤー・コンサートが放映されたので、今度はすべてを録画し、楽しんでいます。また、長良川国際会議場で開催される音楽祭、吹奏楽コンサート、各高校の演奏発表会など、時間と安価なチケットが手に入る限り出掛けています。

②回想と瞑想

精神療法には森田療法、催眠療法、自律訓練法、内観療法、行動療法、認知療法、箱庭療法、回想法など多数の療法があります。

精神療法とは別に、前節でもふれました芸術療法というのがあり、絵画療法、詩歌療法、俳句療法などが挙げられます。この芸術療法は、五感健康法の原点になるようなものです。

回想法は、アメリカの精神科医バトラーによって編み出された高齢者を対象とした精神療法といわれています。彼は、高齢者が人生を振り返るのは自分らしさ（アイデンティティー）をもう一度よみがえらせる、人生を総括するには回想が有効だと述べています。

家族やボランティアが、高齢者の回想に耳を傾けてあげると、高齢者は精神的な健康や満足感が得られるようです。これは、メンタルヘルス不全対策での積極的傾聴法に該当します。

回想法の大きな目標は、幼児期から現在に至るまでの自分史を振り返り、過去の問題を整理し、未解決の悩みを解決することで人格の統合を図ることです。

この治療法は高齢者を対象としていますので、老人病院、精神病院、特別養護老人ホームなどでよく行われているようです。

回想法のやり方としては、1回ごとにテーマを決めて、昔のおもちゃや遊び、また学校の話題など話し合い、実際に遊びをしたり、見たり聞いたりして1時間ぐらい昔を懐かしみます。記憶を確かめたり、その時代を思い出したりしながら、いまの自分を考えたり、人生全体をまとめて考えたりします。

回想を促す具体的な手がかりとして、女性にはお手玉やまり、人形を用いることがあります。あるいはまた、懐かしい言葉(方言)、昔、口ずさんだ歌のメロディー、当時、漂っていた香りなど五感を刺激することで眠っていた記憶、過去の経験、エピソードが順に思い出されてさまざまな情感がよみがえります。それらを友人、近所の人たちと語り合い回想することです。

私たちにとって、老いは宿命です。回想法はそんな人間の宿命の上に成り立っていますので、私たちは老いを一人一人お互いに見つめ合っていきたいものです。回想法は、「現実からの逃避」などと否定的に捉える人もいますが、そうではなくて、無意識に起きる行為を利用して、対象者の心理的安定を促すことができるのです。このようにしていきますと不安感の軽減、意欲の向上、注意への関心の高まり、抑うつ症状の改善、発語回数の増加、問題行為の軽減などが期待できます。

回想法を始めるに当たっての話題のエピソードには、小学校時代の運動会、学芸会、遠足、昔食べたもの、中高生時代、大学生時代、結婚のこと、子どもの誕生、子どもの自立、子どもの現在・未来などがあります。

評価には出席回数、発言回数、発言が積極的であったかどうか、中身は自慢話か、他との協調性はどうか、コミュニケーションがうまくいっているかなどを観察していきます。

6回ぐらいの経過観察でも、最終回にはニコニコしだしたり、自慢話をしていたり、楽しそうだったり、などの変化がありますので、それをチェックします。回想法は認知症軽減に効果があるようです。

2018年春、私の故郷、愛知県新城市に孫の運転で、墓参りに行きました。このとき、自分以外の人と回想ができないことにショックを受けました。

私は19歳で故郷を離れ、以来、帰省することもあまりなく、また、小学、中学、高校時代の友人間関係が希薄で、同級会、同窓会などにも参加することなく過ごしてきました。22年前実父が、15年前実母が、4年前すぐ下の弟が他界していますので、今回、墓参りに故郷を訪ねましたが、私が暮らしていたころの知人・友人と出合うことはなく、道路ですれ違うのは次世代の人たちになっており、時代の変化を感じ、浦島太郎の心境になりました。

岐阜では、一時しのぎのコーポ暮らしだからと町内会に入らないで、つい30年以上過ごしてしまったことがたたり、近所には知人がほとんどなく、もちろん、親戚縁者は一人もおりません。これでは他者との回想が全くできません。

妻とは結婚後の生活である、神岡、和歌山、ドイツなどでの暮らしの話題は共通していましたので50年以上、和やかに回想できておりましたが、小・中・高校など学校が妻とは違うので、生まれ故郷や学校関係の話はほとんどできませんでした。２０１６年に妻が他界してからは、金婚までの生活についても、誰とも回想できなくなってしまいました。

回想法をスムーズにするためには、壮年時代から、帰郷を繰り返す、便りを頻繁にする、同窓会など積極的に参加する、五感からの感性を高めて、自分を思い出し、時代を思い出すようにする、日記をつける、社会的交流をする、コミュニケーションをとる、講習会、勉強会に積極的に参加する、など勧めたいことです。

一方、瞑想は、宗教的で五感健康法とは言い難いものですが、メンタルヘルス不全対策には極めて重要な位置づけとなっているようです。最近では、企業などでも瞑想、マインドフルネスを仕事のパフォーマンスの向上に活用しているようです。私は、座禅を組んだ経験はありませんし、マインドフルネスも経験がありません。

瞑想は、一点に集中することのようです。瞑想の基本は、「調身、調息、調心」だそうです。なかでも調息はもっとも重要なことのようです。まず、姿勢を正すこと、次いで呼吸を整えること、そして心を一点に集中することのようです。座禅もマインドフルネスも瞑想も共通しているようです。

前出のティク・ナット・ハン師の著『般若心経』に載っていましたマインドフルネスの具体例として、「歩く瞑想」、「コップ1杯の水を飲む瞑想」、「いんげんまめを食べる瞑想」が述べられています。歩くとき、歩くことだけに集中して、周囲のことを一切無視することのようです。道を歩いているとき、台所に行くとき、トイレに行くとき、いつも歩いているとき「歩いている」を意識することのようです。また、いんげんまめを深くみつめて、これがどのようにしてつくられたかを追求し、口の中に入れても噛みながら、いんげんまめの生い立ちを雨、太陽、大地、畑、肥料、苗、農夫、その家族、労働時間などとの関係を深く追及していくことだそうです。これもトレーニング次第のようです。線香1本が燃え尽きるまでの長さ、15分ぐらいでしょうか、その程度の時間が適当のようです。

③運動健康法

五感健康法の中に運動が入っているのに違和感を感じる人が多いようです。運動は、五感のうちの触覚に関係があります。触覚という感覚は、触覚、温覚、冷覚、圧覚、痛覚など、何かに触って感ずる感覚と思われがちです。しかし、触覚には皮膚の奥の振動覚、位置感覚、運動感覚、平衡感覚なども含まれます。このような深部感覚がありますので、五感に運動を入れても納得できるのではないでしょうか。

私は、かつては、運動を触覚による五感健康法の一つとして説明してきました。足裏健康法がそれです。足の裏を刺激する方法、歩く、走るなど足裏から刺激を受けています。郡上踊りなど踊りも足裏からの刺激があります。しかし、位置、平衡などが含まれれば、姿勢、運動そのものになりますので、違和感は全くなくなることでしょう。

さて、運動健康法としては、まず、足先からのマッサージが挙げられます(手の指先からでも構いません)。マッサージは芳香も加えてアロママッサージにすることが可能です。

次に、ストレッチですが、首、肩、腹、背中など筋肉の運動で筋肉をつけること、これには食事からたんぱく質の補給が必要不可欠ですが、この運動はゆっくりしなくてはいけません。スクワットもゆっくり時間をかけて膝を深く曲げていきます。屈伸運動のことです。椅子に座っての足蹴り出しも同様です。

ウォーキングは、有酸素運動ですからスピードが必要です。歩幅を広くして、リズミカルに歩くことです。歩くことでは、日本舞踊も盆踊りもフリフリグッパー体操も立派な運動となります。

運動効果の評価には、心拍数が簡単です。

私は、慢性化した心房細動の持病があります。レントゲン検査で心肥大といわれ、BNP（心臓ホルモン）値が200以上でした。これではいけませんので、何か運動をしなくてはと思い、手っ取り早くウォーキングを始めました。ところが、地上では腰痛がおきますので、浮力が働き、腰痛が緩和される水中ウォーキングを始めました。一昨年2月から水中ウォーキングで200メートルや500メートル歩行をしましたが、運動効果がありませんでした。9月ごろから歩行距離を延長して1000メートルにしましたところ、BNPの数値が半減しましたので、多少はこの運動による効果かと自己満足しています。

水中ウォーキングから帰宅後、生野菜を小丼1杯と「かに棒」小パック、または「ちくわ」4本を、昼食としています。筋肉がつけば、うれしいのですが。

④健康食と健脳食

生活習慣病も含め、病気のほとんどの原因が食に関連しています。優れた食生活をしているといいましても病気を予防し、健康を保持するには1～2年では評価できず、評価には5～10年、いやそれ以上の年月が必要でしょう。長い年月の悪い食生活の積み重ねが認知症や生活習慣病につながりますので、これらの予防のためには毎日の食生活に力を注いでいかなくてはなりません。健康食、健脳食に関しましては、拙著『五感健康法のすすめ』および『五感健康法を愉しむ』に詳述してありますが、そのうち、主な部分だけ抜粋して、ここに再掲します。掲載しましたものは、「受験生のための食生活」という新聞記事を参考にして書いた文章です。

人は炭水化物、脂質、たんぱく質をエネルギー源としています。その中でも脳ではもっとも効率のよいブドウ糖をエネルギー源として利用しています。しかし、ブドウ糖は脳以外の場所でも大事なエネルギー源でありますので、肝臓でグリコーゲンとして貯蔵されています。必要に応じてそれを使っていきます。よく朝食を抜く人がいますが、からだにはそれほど問題がありませんが、脳には影響が出てきます。ですから脳を働かすためには、エネルギーを供給するために一食も、とくに朝食は抜かないようにしていただきたいと思います。

脳の働きは神経細胞間の情報のやり取りが重要で、それを担うのは神経伝達物質です。神経伝達物質はさまざまな細胞を刺激したり、逆に興奮を鎮めたりして、知覚、学習、記憶、ホルモンの分泌など重要な機能をコントロールしています。

この神経伝達物質はたんぱく質を分解してできるアミノ酸で形成されているため、たんぱく質を含む食品を十分に摂取することが、脳の働きをスムーズにするためにとても重要です。青魚に含まれるＤＨＡ（ドコサヘキサエン酸）は神経細胞の神経伝達のスピードを速め、脳細胞を活性化するため、記憶力や学習能力がアップするといわれています。

また、大豆に含まれるレシチンも、記憶の形成に重要な役割を果たしています。さらに、牛乳、乳製品に含まれるカルシウムは集中力を高めますし、魚や海藻類に含まれています鉄は、疲労や思考力低下をもたらすという貧血を防止します。

このように、偏りのないバランスのとれた食事をすることが脳を育て、脳の働きを良くするといえます。

（『五感健康法を愉しむ』から）

次に、雑誌プレジデントに掲載されていました日本医療栄養センターの井上雅子所長の「記憶力の減退を防ぐ健脳食」を参考に、拙著に記述しましたものを再掲します。

脳が活発に働くためには良質のたんぱく質が必要です。

グルタミン酸はグルタミン、アスパラギン、アスパラギン酸などとともにたんぱく質を構成する主要なアミノ酸です。グルタミン酸は脳に多く含まれ、神経伝達に関与しています。たんぱく質の一種であるトリプトファンは、神経細胞同士が情報を伝達するときに必要な神経伝達物質、セロトニンの原料となります。セロトニンは催眠効果やメラトニンの材料になり、うつ病との関係もあります。このような良質のアミノ酸組成をもつたんぱく質は魚肉類や牛乳、卵、大豆などに含まれています。やはり神経伝達物質でありますドーパミンは快感ホルモンですが、大豆、湯葉、きな粉などに含まれるフェニールアラニンからチロシンとなり、そのチロシンからドーパミンができますが、ノルアドレナリン、アドレナリンも生産されます。

脂肪では、頭がよくなると話題になっているDHAは魚類に含まれている脂肪酸で、神経細胞同士の結合部を強化する働きをします。神経細胞は海馬の一部を除き死滅する一方ですが、神経細胞同士の結びつきを増やし、強化することで脳の働きを活性化できます。DHAはブリ、マグロ、ウナギなど脂の乗った魚に多く、イワシ、サンマ、サバなど青魚にも多く含まれています。

DHAと並んで注目されているのがEPA（エイコサペンタエン酸）で、血液中のコレステロールや中性脂肪を減らして血液をきれいにする働きをしますから、脳内での血管障害が原因で起こる認知症の予防になります。これを多く含んでいるのは、イワシ、サバ、サンマなどの青身の魚です。脂肪は空気に触れると酸化して劣化しやすいので、できるだけ新鮮なものをとるようにしたいものです。

酸化を防ぐ抗酸化効果があるビタミンCやビタミンEも脳の健康に欠かせない栄養素です。例えば血管をつくる細胞内で酸化が進み細胞を傷つけてしまいますと、認知症や脳梗塞、動脈硬化などの原因となります。遺伝子を傷つけるとがんを引き起こすといわれています。酸化は様々な病気や老化の元です。脳や体を酸化させないために、野菜や果物からバランスよくビタミンC、Eをとることが大切です。

もう一つ脳によい食品の代表は大豆です。大豆に含まれるレシチンは、体内で分解されてコリンとなる、伝達物質アセチルコリンの材料です。神経細胞同士の情報伝達がスムーズとなるわけです。また、アルツハイマー病など認知症の予防の切り札になると期待されています。

枝豆、豆腐、納豆、もやしなど大豆食品は身近にとることができます。また、卵、レバー、ビールにもレシチン、コリンは含まれています。

そして、食品はもっとも栄養の豊富でおいしい旬のものをとること、脳やからだの働きに負担となるので食べ過ぎないように、腹八分目を守ることがおすすめです。

（『五感健康法を愉しむ』から）

第1章第6節で述べました健康法実践リーダー養成講座の一コマ、大島清京都大学名誉教授の「心身一如の実践」の講義の中で、「まごたちはやさしい」という言葉が発せられ、これが私には強く印象に残っています。豆、ゴマ、卵、牛乳、わかめ(海藻)、野菜、魚、椎茸(きのこ)、いも、のことです。バランスのよい食品ということです。

2006年に閉所しました岐阜県老人障害予防センターは、当時、岐阜女子大学の小川宣子教授をリーダーとしました健脳食検討会を立ち上げ、高齢者のための健脳食指針を作成していただきました。これは「健康づくりのための食生活指針」に準じて、高齢者の健康保持と認知症や脳卒中の予防のための食生活としての健脳食生活指針ともいうべきものです。これについては、拙著『五感健康法を愉しむ』に書いてありますので、省略しますが、健康食と健脳食とは区別できないほど類似しています。指針で強調されていましたのは、「楽しく美味しく食べましょう(五感健康法)」、「食事のバランスを保ち、規則的によく噛んで食べましょう」、「調理食品や外食を上手に組み合わせましょう」、「水分をよく摂るように、生活を見直しましょう」などです。

私は、4年前から自炊をしていますが、脳の働きを活発にするという「健脳食」に気を掛けています。私の自慢の贅沢な健脳朝食をご紹介します。まず、「もずく」あるいは「めかぶ」40g、1パックを食べます。最近は「めかぶ」が多くなりましたが、これにはフコイダンが多く含まれているようです。バナナを1本食べます。カリウムが多いようです。フライパンにオリーブ油を引いてみじん切りのたまねぎ大さじ2杯とミンチ肉大さじ2杯を炒め、塩コショウで味付けし、とき卵をたらし、オムレツを作ります。トマトケチャップをかけて出来上がりです。ミニトマトを大きさに寄りますが、3または5個、2分してオムレツ上に添えます。モカ7gドリップコーヒーを1カップ、砂糖なしで牛乳を数滴注ぎます。ライ麦パン1枚に、8切海苔1枚、またはちりめんじゃこ一つまみ、シュレッドチーズ大さじ2杯、またはスライスチーズ1枚、ピーマン（小1個）またはパプリカ（大赤パプリカなら8分の1）を載せ、オーブントースターで焼きます。ミカン1個またはイチゴ2〜3個、またはキウイ1個を添えます。食後、ヨーグルト100gに亜麻仁油スプーン1杯をたらし、さらにきな粉またはおからパウダーをスプーンに3杯加えて食します。

亜麻仁油、スプーン1杯はオメガ3＝αリノレン酸、約3・2g（1日必要量の約2倍）を含有しています。体内でDHA、EPAになるようです。

⑤自律神経刺激健康法

健康法の冠を自律神経としましたが、正確には主に副交感神経刺激健康法です。私は、福田稔著『実践「免疫革命」爪もみ療法』に感化されて、20年間近く爪もみを実践してきました。私の長続きできている健康法の唯一のものです。彼の著書の中に、爪もみ（薬指以外の8本の爪の根元をもむ）は、副交感神経優位となり、アセチルコリンの分泌を高め、顆粒球を減少させリンパ球を増し、活性酸素を減少させるので、症状が改善すると述べられています。この爪もみは東洋医学でいう「井穴《せいけつ》」を刺激することです。

私は、爪もみで不思議な体験をしています。これには妻も立ち会っていますので、私の一人よがりでもありません。2013年9月、99歳になる妻の母が他界しました。母の死の数か月前から爪もみをしてあげていました。いつも気持ちよさそうに手のひらを広げてきました。言葉が発せられませんでしたので、顔の表情で判断できる状態でした。死の直前、危篤状態の母は両手を固く握りしめていました。私が左手のうち小指を伸ばして爪先をもみ始めましたら薬指を伸ばし、さらに親指まで伸ばしてきました。心電図、血圧などのモニターには波形らしいものがほとんど見られなかったのですが、爪もみを始めてから一瞬、意味不明の波形が大きく現れましたのには驚きました。指に温かみを感じていました。そばにいた妻は「まだ命があるのでは」とささやきました。が、やがて主治医の「ご臨終です」の言葉で我に返りモニターを見ると、波形も消失し、指も冷たくなりましたので、死を確認しました。死の直前には、最後の命へのあがきがあるのでしょうか。

東洋医学では、からだにはエネルギーが密集する場所、「つぼ」があり、そこを刺激すると、関係する器官や内臓が活性化するとのことです。「つぼ」では副交感神経が優位となり、免疫力が高まるともいわれています。親指と人差し指との間の「合谷《ごうこく》」という「つぼ」も副交感神経を刺激するもののようです。

母が他界して3年後、妻も他界しましたが、妻は、死の直前まで、湧泉《ゆうせん》の「つぼ」を抑えると心地よいと感じていたようです。意識不明の状態でも湧泉の「つぼ」を抑えると、もっと押せという反応を示していました。妻は合谷や井穴をきらっていましたが、湧泉のつぼは好きだったようです。湧泉は合谷と同様に「万能つぼ」といわれるように心身の気の巡りを良くする作用があり、副交感神経だけでなく交感神経にも働きかけをしているようですので、これこそ自律神経刺激健康法に該当するのかもしれません。

ストレス解消などのために自律訓練法があります。自分のからだに、自ら「重たい」、「温かい」と暗示をかけるようにして、交感神経と副交感神経のバランスを取っていくものです。

深呼吸法とへそ下3寸（約9センチ）の丹田《たんでん》呼吸法も副交感神経刺激による健康法といえます。呼気と吸気の腹式呼吸では副交感神経と交感神経の繰り返しになります。腹を膨らませたり、へこませたりすると、腹の奥の副交感神経叢を刺激することになります。呼吸には、1、2、3、で息を吸い、4、5、6で息を止め、7、8、9、10、11、12で息を吐くというペースではどうかと専門家は言っています。瞑想にはこのペースがよいようですが。

笑いは、ＮＫ細胞を活性化して免疫力を高めることは、よく知られていますが、自律神経のバランスを整えるのにも作用しているようです。笑うと副交感神経が優位になりますので、交感神経とのスイッチが頻繁に切り替わることにより、自律神経のバランスが整えられているようです。

涙には、基礎分泌の涙、反射の涙、情動の涙があるようですが、情動の涙はこらえた後、リラックスして副交感神経が働き、ストレス解消になるようです。

⑥アロマティック・ヘルス

アロマテラピーは、アロマという芳香、良い香りという意味とテラピーという療法という意味の合成語で、芳

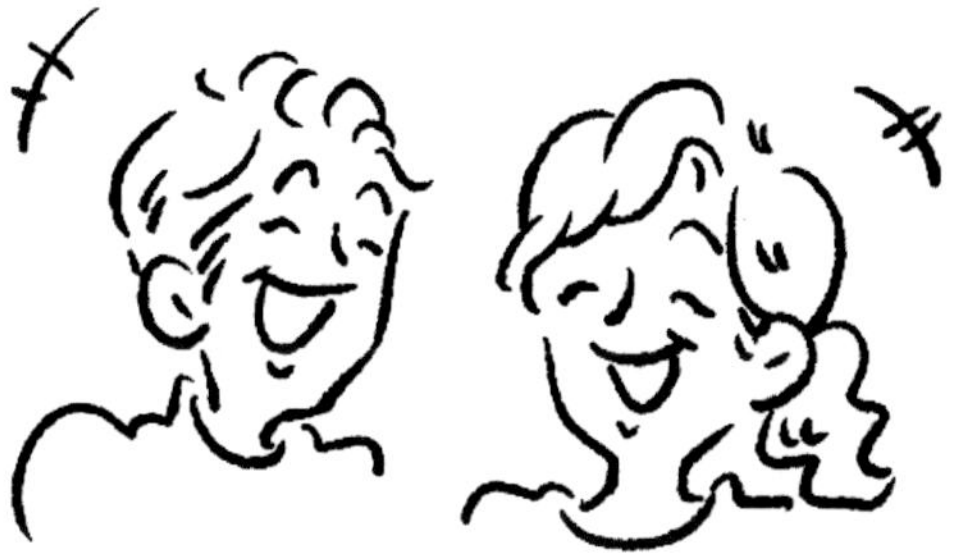

香療法のことです。ここでは療法といわないで、芳香健康法といいます。無理に横文字にしますとアロマティック・ヘルスとでもいうのでしょうか。

芳香をもつ植物（ハーブ）から芳香物質だけを取り出したエッセンシャルオイル（精油）を使って、心とからだに同時に働きかける健康法です。毎日の生活の中でアロマティック・ヘルスを愉しむことで、病気を予防し、心とからだのバランスを整えます。とくにストレス解消に有効です。

精油は、植物の生命力をもつ自然のエッセンスで、植物の花、葉、茎、樹、根、種子、樹脂などに含まれています。これは自然がつくり出した香りの化学物質で、水に不溶ですが、アルコールや油には溶けます。また、空気、光、熱、湿度によって劣化が進みます。

１００gのドライフラワーから取れる精油の量は、ラベンダーで２・０㎖（40滴）、ペパーミントで１・４㎖（28滴）、ローズマリーで０・８㎖（16滴）だそうです。このように取れる精油量で判断しますと、ローズマリーがいかに貴重なオイルであるかが理解できます。精油には、クスリのような作用があります。２００種類以上の成分がありますが、単品使用よりも２〜４種のブレンドがより効果的といわれています。

児玉良治著『精油の楽しみ方』（全通出版、１９９７年）によりますと、基本の精油８種は、イランイラン、オレンジ・スイート、ゼラニウム、ペパーミント、ユーカリ、ラベンダー、レモン、ローズマリーだそうです。

精油の効用として、次のものが挙げられます。

【殺菌作用・抗菌作用・抗真菌作用】 直接的原因の病原菌やかび、ダニなど微生物、昆虫に作用し、菌の増殖を防ぎます。

【消炎作用】 皮膚の粘膜に生ずる炎症の予防に使われますが、局所的な使い方に限ります。

【鎮静作用・興奮作用】 中枢神経に作用します。リラックス、リフレッシュ作用があります。

【血行促進作用】 循環系に対して作用します。心拍数、血圧、呼吸を整えます。

【利尿・発汗作用】 体内にたまった尿、汗を体外へ出します。

アロマティック・ヘルスは嗅覚刺激から大脳辺縁系、そして全身へと作用しますが、アロママッサージは経皮吸収で皮膚、血液、そして全身に作用します。マッサージがとても効果的のようです。

私は、個人的にはラベンダー一辺倒のアロマニストです。①音彩セラピーの項でも述べましたが、旧高鷲村の牧歌の里、アロマ館での体験からラベンダーに憑《つ》かれて以来、ラベンダー以外眼中にない状態です。現在でも自己流のラベンダー芳香健康法をしています。すなわち、たまにですが、浴槽に垂らして入浴することがあります。精油ですので、1〜2mℓの牛乳またはアルコールに数滴ラベンダーを垂らしたものを注いで入浴しています。香りが良いですが、眠くなると危険ですので、飲酒しないときに限定しています。日ごろでは、タオルの端に1滴ラベンダーを付けて就寝しています。爪もみ、深呼吸、合谷と一緒にしていますので、何が効いているのか不明ですが、よく眠れるようです。多少はラベンダーが作用しているものと思っていますが。トイレにはラベンダー芳香の香水瓶を置いています。

口臭対策には、ペパーミントタブレットを舐めています。

第9節　五感健康法の有効性を評価するには

五感健康法は、健康を保つことを目的として日常的に行われる行為や方法のことですから、それが1年やそこらの短期間で、有効かどうかを評価することに意味があるかどうか疑問です。五感健康法は、10年以上、あるいは生涯続けて行うことですので、簡単に有効性を評価できないのではないでしょうか。また、五感健康法は、五感を快適に刺激する健康法ではありますが、すべての人が共通して快適と感じるかどうかはわかりません。趣味娯楽もすべての人が同じとは限りません。しかし、趣味娯楽そのものは自分自身が選んだ、自分の好きなことですから飽きることなく長続きできることでしょう。すなわち、生涯行える健康法ですから、老後には、有効性が評価できるでしょう。

認知症には趣味娯楽をもたない人がなりやすいということが、私たちの調査で明らかとなりました。脳の活性化につながりそうな趣味娯楽を眺めていますと、ほとんどが五感から情報を得て行う事柄、例えば、園芸、囲碁将棋、茶華道、テニス、卓球などでした。そこで、私たちは、認知症予防、寝たきり予防に五感健康法を提唱し始めたのです。まず、1人だけで行うのであれば寂しく暗いイメージがしますので、5、6人のグループでできる五感健康法をいくつか提案していくことにしました。レクリエーションゲーム、袋の中の宝探し、音楽健康法、芳香健康法、カラーセラピーなどです。具体的に何をするかはグループで決めることです。そして、1年、2年と年月を重ねて、飽きてくれば、グループ内で話し合い、他の健康法に変更するとか、複数の健康法を同時に行うとか、工夫することです。グループ活動で大きな役割を担うのはグループリーダーです。ですからリーダーは輪番制にして、誰もがリーダーとなり、物事をまとめる役割を担います。これも知的な五感健康法です。

私たちは、皆が〝生き生き〟として生活ができるように、五感健康法を勧めてきました。例えば、囲碁将棋の好きな人などは生き生きしています。ゴルフや釣りが好きな人は、その話になると話が止まらないほど生き生きと語ります。

認知症の診断に、「長谷川式認知症スケール」というのがあります。限られた時間と限られたスペースで、効率的かつ公平に認知機能の低下を診断するために開発されたものです。

自分自身の正確な「年齢、生年月日」、今日《きょう》の「年月日」、今いる正確な「場所名」、「二つ、三つの単語の記憶」、「100から7を引く引き算」など、好ましい(正解)ほど点数を高くして、30点を満点にし、合計が20点以下だと、認知症の疑いをもつという診断法です。

私は、長谷川式認知症スケールをヒントに、「わくわく、生き生き人間」を健康人と設定してみました。すなわち、次の10項目が揃っている人を生き生き人間とします。

①安心感がもてる
②言葉数が多い
③顔の表情が豊か
④作業動作が機敏
⑤物事に積極的
⑥よく眠れる
⑦食欲が旺盛
⑧和を保つ

⑨他とコミュニケーションがとれる
⑩気力が旺盛

単純に、10項目のうち、1項目当てはまればプラス1点として、10項目すべて当てはまればプラス10点とします。反対に、先の私たちの認知症の発症要因の調査結果からみて、「認知症もどきの人」は、次のようなことでしょうか。

①不安感が強い
②言葉数が少ない
③表情が硬い
④動作が鈍い
⑤何事にも面倒くさがる（億劫《おっくう》がる）
⑥睡眠不足がち
⑦食欲不振気味
⑧和が保てない
⑨他とコミュニケーションがとれない
⑩無気力である

これも単純に、1項目当てはまればマイナス1点として、10項目すべて当てはまればマイナス10点とします。生き生き側と無気力側の中間を「普通人間」とします。つまり①から⑩までのそれぞれの中庸を普通人間とするわけです。1項目が中間であれば0点、10項目とも中間であれば、すべて0点ですから、計0点です。

健康法の一つ、レクリエーションのじゃんけんゲームをむっつりしている人(マイナス1点)に行い、何か月かしているうちに、少し話すようになった(0点)、さらに数か月後には、よくしゃべるようになった(プラス1点)とか、動作が普通の人(0点)に、椅子取りゲームをしているうちに動作が機敏になった(プラス1点)とか、というように評価できないでしょうか。この評価法は個人でもグループでもできます。グループでの評価では、グループごとの五感健康法による、わくわく人間の割合が増えるかとうか、総合点数の高い低いで、健康法の有効性が評価でき、好転の割合を上げるグループ間の競い合いにも用いられます。

生涯行い続けていく五感健康法を、このように評価することに意味があるかどうかは疑問です。趣味娯楽の良し悪しを評価できますか。

家庭でも測定でき、評価することができることは、血圧、心拍数、体重、肥満度、血糖値、尿検査などがあります。これらを五感健康法励行後、あるいは励行経過の途中で測定して、健康法を開始する以前と比べてみる自己評価も無駄ではないでしょう。血圧や体重などは毎日、計っていても一喜一憂はしますが、いつまでも飽きずに続けられる評価法でもあります。

家庭でも、一人でもできる健康状態の評価は、「今日は快食、快眠、快便かどうか」を判断することです。今日も「快適」、「心地よい」ことが目標であれば、そのための健康法は、五感健康法そのものです。五感から快適な楽しい刺激を受けることを目的とした健康法だからです。

エピローグ　おわりにかえて

五感健康法は、2001年、老人障害予防センター開設当時から、認知症や寝たきりを予防するために啓蒙普及してきました。拙著『五感健康法を愉しむ』、『日常的・非日常的な五感健康法』など、五感健康法に関する読み物の原稿を執筆しながら、五感健康法は、認知症、寝たきり予防に限らず、生活習慣病予防にも有効のように感じてきました。今日、産業保健の領域でのメンタルヘルス不全対策にも有効ではないだろうか、また、生涯を元気で過ごすためにも五感健康法が有効ではなかろうか、と考えるようになりました。これらのことは、岐阜新聞夕刊の「夕閑帳」のコラムを執筆する題材を探索しながら、そして、それらの原稿を執筆しながら「五感健康法とは何か」、「あれもこれも五感健康法ではないか」と「五感」から「脳」、「健康」へと連鎖思考させながら、五感健康法の項目を増やしていきました。結局、私たちの身の回りの、ありとあらゆることが五感健康法のように感じてきています。このような発想に至りましたのは、「夕閑帳」のコラム執筆の機会を与えていただいたおかげです。厚く感謝しています。

働く人たちの間では定年問題が話題になっていますが、初め「定年70歳まで元気で過ごすための健康法」というタイトルで執筆していましたが、私自身が70歳を超していましたので、80歳では短すぎ、90歳までと思いましたら、ある知人の「生涯現役」にしてはどうかというアドバイスから、2012年『生涯現役で過ごすための健康法　五感健康法』を岐阜新聞社から発行しました。「生涯現役」に興味がある方は、ぜひ、ご購読いただければ幸甚です。

さて、本書は、五感健康法シリーズでは9冊目の出版物となり、これをもちまして、私の**五感健康法**関係の出版物の最終版とするつもりです。

五感健康法発想の発端は、科研費で行いました老人性痴呆(認知症)に関する調査研究でした。初渡独しました1971年以降にこの調査を思い立ちました。この調査結果のあらましに、ドイツ文化、特にクナイプ自然療法のことを加えて、『家庭と地域社会でできるぼけゼロ作戦』(1996年)という小冊子を発行しています。この小冊子を五感健康法シリーズの1冊目と見なしますと、本書でちょうど10冊目となります。

本書は、先に発行しました『五感健康法あれこれⅢ』の後段に掲載しました、「1971年以降の自分史からみた五感健康法」を補完補充したものです。特に補完のために、1996年に発行しました『家庭と地域社会でできるぼけゼロ作戦』の書中から「家族で防ぐ『ぼけ』」の章と「地域で防ぐ『ぼけ』」の章のほぼ全文を掲載しました。理由は、それらの中に**五感健康法**を、すでに提唱していたからです。さらに、五感健康法を語る上に必要な「健康の概念」、「脳の機能」、「恒常性維持」について補完するために、私の五感健康法の処女出版物、『五感健康法のすすめ』の書中から第1章「健康と心身一如」、第2章「五感健康法とは」、第3章「恒常性維持のメカニズム」、第4章「脳の機能と自然治癒力」のかなりの部分を再掲しました。最終版としては欠くことのできない部分と判断したからです。

家庭や地域で認知症、寝たきりを予防するために、日常的に行える健康法は、だれでも、いつでも、どこでも、簡単にできるものでなくてはなりません。費用が安価で、できれば無料でできる健康法が望ましいわけです。このように考えますと、自然界から五感を通して脳を活性化できそうな健康法をみつけなくてはなりません。そうしますと、自ずと趣味娯楽の類いが思い当たります。しかし、趣味娯楽には個人差、費用の負担の有無もあり、一概に全員に普及できません。一般的なことは、せいぜい、花見、紅葉狩り、森林浴、自家野菜栽培、温泉入浴、ラジオ体操、瞑想、座禅、料理教室などぐらいでしょうか。

本書では、第4章第8節の「五感健康法セミナー」に、私自身が実践してきています五感健康法を紹介がてらに、6種類だけですが、掲載しました。その他の五感健康法、そのものにつきましては『日常的・非日常的な五感健康法』並びに『介護予防のための五感健康法』から健康法名だけご紹介しました。個々の方法につきましては、それらの拙著をご覧いただければ幸甚です。

また、「五感健康法あれこれⅠ〜Ⅲシリーズ」の中の、いくつかのコラムでも取り上げていますのでご参照ください。

本書の第1章で、初渡航に至った経緯や振動障害に関する研究について、少し詳しく記述したのは、振動研究は、私にとってライフワークであり、これなくして渡独の機会はなかったでしょうし、自分史として、ぜひふれておきたいと考えたからです。

五感刺激に関しましては、1年間のドイツ生活をする中で、家族全員が共通して、見て、聞いて、嗅いで、味わって、触って体感、感動した事柄が、知らず知らずのうちに、五感健康法となっていました。帰国後、日本にも感動する絶景の場所、食べもの、演奏などがいくらでもあったことを知りましたが、渡航以前には、それに全く気づかず、渡独して初めて五感で強烈に体験しましたので、五感健康法の発想の起点を1971年としました。

岐阜県老人障害予防センターが設置された当時は、**五感健康法**をネットで検索してみましても、五感と健康法とを単につなげたようなもの、数件しかありませんでした。ネット上には、どのように登場するのか仕組みを知りませんが、2018年、2019年になりますと、数字は常に変動しているものの100万件を超えるようになりました。それだけ五感健康法という言葉が浸透してきた証しでしょうか。

高齢者は、家に閉じこもるのでなく、外に出て仲間をつくって、積極的に五感健康法を励行していただきたいと思います。五感健康法といわず、自分自身の趣味娯楽をもって、それを励行していただければ、それで十分です。仲間ができなくても自分自身で趣味娯楽を生かして過ごすことです。

煩悩を捨てて、プラス思考で過ごしましょう。家族、周りの人を喜ばすことをしましょう。冗談を言って、他人を笑わせましょう。明るい家庭をつくりましょう。明るい地域社会をつくりましょう。

ご購読いただいた皆さん、五感健康法をしましょう。日常的にも、非日常的にもできる五感健康法をしましょう。ご購読、ありがとうございました。

著者紹介

岩田 弘敏（いわた ひろとし）

医師、医学博士、岐阜大学名誉教授

1936年生まれ、愛知県新城市出身。

1962年、岐阜県立医科大学（現岐阜大学医学部）卒業。68年、同大学院医学研究科修了（医学博士）。70年、岐阜大学医学部助教授（公衆衛生学）、71年（1年間）と82年（3か月）に客員教授として旧西ドイツ、バート・クロイツナッハのマックス・プランク研究所へ。74年、和歌山県立医科大学教授（公衆衛生学）。77年から2年間、和歌山県の湯浅保健所長兼務。84年、岐阜県立健康管理院副院長を経て院長。85年から岐阜県立衛生専門学校長兼務。87年、岐阜大学医学部教授（衛生学）。2000年、停年退官し、岐阜大学名誉教授、岐阜産業保健推進センター所長に。2001年、岐阜県健康長寿財団老人障害予防センターの開設に伴い、所長を兼務。2006年より老人障害予防センターが改組され、所長から健康医学アドバイザー（非常勤医師）に就任。2008年、東海学院大学教授（健康福祉学部長、学長を兼任）に就任、2013年に退職。2012年から学校法人神谷学園（東海学院大学、東海学院大学短期大学部、東海第一幼稚園、東海第二幼稚園）理事・

評議員、現在に至る。他に、ＹＫＫファスニング事業本部ジャパンカンパニー中部営業所の産業医、独立行政法人労働者健康安全機構岐阜産業保健総合支援センター産業保健相談員・運営協議会委員、独立行政法人ぎふ綜合健診センターの人間ドックや巡回健診での不定期健診医として従事中。

主な著書　『振動症候群』（近代出版、１９７８年）、『公衆衛生学』（分担執筆、中央出版、１９７９年）、『有田市における「コレラ防疫秘話」』（和歌山県立医科大学公衆衛生学教室、１９８４年）、『衛生学的にみた「レイノー現象」』（共著、新制作社、１９９２年）、『家庭と地域社会でできる「ぼけ（老人性痴呆）ゼロ作戦」』（岐阜新聞社、１９９６年）、『新しいパラダイムに向けての「公衆衛生」』（新企画出版社、２０００年）、『五感健康法のすすめ』（２００２年）、『五感健康法を愉しむ』（２００４年）、『日常的・非日常的五感健康法』（２００５年）、『五感健康法　生涯現役で過ごすための健康法』（２０１２年）、『五感健康法あれこれ』（２０１２年）、『五感健康法あれこれⅡ』（２０１６年）、『五感健康法あれこれⅢ』（２０１８年）（いずれも岐阜新聞社）、『介護予防のための五感健康法』（農文協、２００７年）など多数。

1971年以降の自分史からみた

五感健康法

発　行　日　2020年4月24日
2020年8月7日（一部改訂）
著　　　者　岩田　弘敏
発　　　行　株式会社岐阜新聞社
編集・制作　岐阜新聞情報センター 出版室
〒500-8822　岐阜市今沢町12
岐阜新聞社別館4F
TEL 058-264-1620（出版室直通）
カバーデザイン　株式会社リトルクリエイティブセンター
印　　　刷　岐阜新聞高速印刷株式会社

ISBN978-4-87797-285-1